赠佳徒杨才德专著出版

长效针灸与速效针刀的完美结合！

中国工程院院士

国医大师

2022年6月

中医特色疗法操作安全指南丛书

埋线针刀
技术操作安全指南

杨才德◎主　编

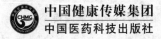

中国健康传媒集团

中国医药科技出版社

内 容 提 要

　　《埋线针刀技术操作安全指南》为《中医特色疗法操作安全指南丛书》之一。本书分为总论和各论两部分,总论部分详细阐述了埋线针刀疗法的传承与创新、理论基础、作用机制、作用原理、发展趋势及杨氏3A+疗法等内容。尤其重点介绍了埋线针刀疗法安全操作基本要求、常用阳性点与处方。各论部分着重介绍了埋线针刀疗法的优势病种和诊治思路,并附有病案,便于理解学习。

　　本书总结了埋线针刀疗法理论与临床实践之精髓,深入浅出,实用性强,适宜埋线工作者及疼痛科、针灸科、内科、皮肤科医生参阅。

图书在版编目(CIP)数据

埋线针刀技术操作安全指南/杨才德主编.—北京:中国医药科技出版社,2022.6
(中医特色疗法操作安全指南丛书)
ISBN 978-7-5214-3263-3

Ⅰ.①埋… Ⅱ.①杨… Ⅲ.①埋线疗法–指南②针刀疗法–指南 Ⅳ.①R244.8-62②R245.31-62

中国版本图书馆CIP数据核字(2022)第096634号

美术编辑　陈君杞
版式设计　友全图文

出版　**中国健康传媒集团**│中国医药科技出版社
地址　北京市海淀区文慧园北路甲22号
邮编　100082
电话　发行:010-62227427　邮购:010-62236938
网址　www.cmstp.com
规格　710×1000mm $\frac{1}{16}$
印张　13 $\frac{3}{4}$
字数　231千字
版次　2022年6月第1版
印次　2024年3月第2次印刷
印刷　北京印刷集团有限责任公司
经销　全国各地新华书店
书号　ISBN 978-7-5214-3263-3
定价　**42.00元**

获取新书信息、投稿、为图书纠错,请扫码联系我们。

《中医特色疗法操作安全指南》
丛书编委会

编委会

中医外治方法众多，埋线针刀疗法就是其中佼佼者之一。传承是中华民族的优良传统，创新是民族进步的灵魂。穴位埋线疗法是中医针灸疗法的传承和创新，也叫"长效针灸"，埋线针刀疗法又是对穴位埋线疗法的传承和创新。《埋线针刀技术操作规范》已经由中国中医药研究促进会发布、中国标准出版社出版，虽然对本技术的操作安全起到了正本清源的作用，但是仍然亟需内容详尽的操作指南指导临床工作。

本书分为总论和各论两部分，总论部分详细阐述了埋线针刀疗法的传承、创新、理论基础、作用机制、作用原理、发展趋势等内容。尤其重点介绍了埋线针刀疗法安全操作基本要求，如刺、切、摆的动作，停、退、改、进的把握，以及线体对折旋转埋线术、手卡指压式星状神经节埋线术、三点一线式蝶腭神经节埋线术、分筋拨脉式颈动脉窦埋线术、推裹循经式迷走神经埋线术等技术的要领和诀窍，是本书的精华部分，更是埋线疗法近十年来学术成就的浓缩和总结，又介绍埋线针刀常用阳性点与处方及其针对的疾病，如枕五针治疗枕大神经痛及失眠、椎五针治疗椎动脉型颈椎病、项五针治疗项韧带钙化及颈型颈椎病、颈五针治疗神经根型颈椎病、冈五针＋峰一针＋喙一针治疗肩周炎、菱五针治疗菱形肌损伤、突五针治疗腰间盘突出、损五针治疗腰肌劳损、臀五针治疗臀肌损伤、膝五针治疗骨性关节炎、肘五针治疗网球肘、腘五针治疗关节炎、足五针治疗跟骨骨刺、掌五针治疗腕管综合征、股五针治疗股骨头坏死、强五针治疗强直性脊柱炎、湿五针治疗类风湿关节炎、疱五针治疗带状疱疹、齿五针治疗牙痛、胃五针治疗胃炎及胃溃疡、腹五针治疗结肠炎、经五针治疗痛经、痛风五针治疗痛风、压五针治疗高血压、脂五针治疗高脂血症、糖五针治疗糖尿病、风五针治疗中风后遗症、胖五针治疗肥胖、眠五针治疗失眠、喘五针治疗哮喘，癣五针治疗牛皮癣、荨五针治疗荨麻疹、痘五针治疗痤疮、疹五针治疗湿疹、褐五针治疗黄褐斑、鼻五针治疗鼻炎、咽五针治疗咽炎、咳五针治疗慢性支气管炎、挛五针治疗面肌痉挛、痹五针治疗面神经炎、癫五针治疗癫痫、眩五针治疗眩晕、郁五针治疗抑郁症、性五针治疗性功能障碍、劳五针治疗慢性疲劳综合征、更五针治疗更年期综合征（围绝经期综合征）、列五针治疗前列腺病、养五针用于养生保健、泄五针治疗早泄、痔五针治疗痔疮等，将埋线针刀理论化繁为简，便于掌握和交流。各论部分着重介绍了埋线针刀疗法的优势病种和诊治思路，并附有病案，便于理解学习。

　　本书总结了埋线针刀疗法理论与临床实践之精髓，深入浅出，实用性强，适宜埋线工作者及疼痛科、针灸科、内科、皮肤科医生参阅。

杨才德

2022年6月

目录

上篇 总论

下篇 各论

上篇 总论

第一章 概 述

一、埋线针刀是穴位埋线疗法的传承和延伸

穴位埋线是在传统针具和针法基础上建立和发展起来的，是针灸技术的发展和延伸，是长效针灸。穴位埋线历经了穴位留针、穴位埋针、穴位埋藏、穴位埋线、埋线针刀等历史过程。

古人为了增强针刺的疗效或者获得良好的"针感"，常常在穴位针刺后予以留针一定的时间（通常为5～30分钟）；后来人们改进针具，在身体某些部位（如耳朵）予以留针数天甚至更长的时间（例如皮内针），即穴位埋线；一个世纪以前，随着西医学在国内的兴起，无菌观念与无菌技术开始在中西医之间交汇，医务工作者尝试了在穴位中埋藏某些物质（如金属、猪鬃毛、兔脑等），以实现对穴位持续或者特殊刺激作用而达到相应疗效之目的，我们可称之为穴位埋藏疗法；西医学的外科技术的迅速兴起与其外科缝合材料（如羊肠线）的普及使用，使穴位埋藏疗法逐步摒弃了传统的埋藏物品，把埋藏物质逐步统一到羊肠线等新的材料上来，为穴位埋线疗法。

目前所使用的专用埋线针、一次性埋线针、埋线针刀等工具，均是在穴位埋线疗法正式形成以后，对穴位埋线疗法的技术、工具、方法和疾病谱进行传承、创新和发展的成果。

二、穴位埋线发展的第一次飞跃——埋线针具创新

传统的穴位埋线方法（切埋法、穿线法等）都需要在埋线之前进行麻醉，甚至切口和缝合，有一定的创伤性。

早期的穴位埋线主要用于消化道溃疡、哮喘和小儿脊髓灰质炎的治疗，治疗方法有切埋法、割埋法、结扎法，皆要求局部麻醉，使用埋线器械。尽管有一定的疗效，治疗方式较每日针灸方便得多，但是操作比较复杂，且易于感染，临床上已经很少应用。从临床研究论文情况来看，20世纪80年代后穴位埋线的发展基本上处于停滞阶段，埋线工具的局限成为制约这项技术发

展的瓶颈之一。

但是，穴位埋线毕竟有长效和方便患者等独特的治疗特点，许多临床工作者尝试对埋线疗法进行改进。首先是将腰穿针改良为埋线针具，后经进一步创新，研制了专门用于穴位埋线的埋线针。一次性专用埋线针的研制成功，标志着埋线疗法具备了专用的埋线器具。其直径相当于9号注射针，可以将可吸收外科缝合线瞬间注入穴位。

一次性埋线针不仅使用方便，而且大大减小了对患者的创伤，避免了麻醉等复杂的步骤，降低了感染机会，杜绝了交叉感染，使穴位埋线进入到微创埋线技术时代。埋线疗法在许多慢性疾病的治疗方面取得了良好的效果，其治疗范畴也扩展到内、外、妇、儿、皮肤等各科疾病的预防和治疗及美容、瘦身、亚健康等领域。

三、穴位埋线发展的第二次飞跃——埋藏物之线体的创新

除了在针具上的改进之外，埋植材料的发展也使埋线疗法具有了更广阔的发展空间。穴位埋线疗法源于穴位埋藏，埋藏的物品种类很多，如动物组织（羊、鸡、兔子的肾上腺或脑垂体、脂肪）、药物、钢圈、磁块等，影响因素多，操作复杂，疗效不一。

早期埋线疗法所用材料仅限于羊肠线。羊肠线主要用于外科缝合，并非特制的埋植专用线，虽然价格便宜，取材方便，但是不能完全满足临床要求，有可吸收性差、组织反应大、体内吸收速度、刺激强度也难于控制等缺点。近年来发展起来的医用高分子生物降解材料是一类能够在体内分解的材料，特别适合于埋线临床。在应用中，医用高分子生物降解材料的降解速度和可吸收性能够根据不同的需要，通过对材料进行化学修饰、使用复合材料和选择降解速度合适的材料，来调节材料的降解速度以及与机体相互作用的方式。目前，生物可降解材料在外科医学方面的应用已经相当成熟，因此选择各种新型材料进行改进，或进行功能化，作为微创穴位埋植治疗的材料，可减少病人针刺治疗的痛苦和就诊次数，达到方便、微创、有效和可控的要求。许多学者已经在使用高分子合成埋线方面进行了有益的尝试，积累了丰富的经验，同时还解决了许多棘手的操作难题，所以说埋藏物线体的创新，成为穴位埋线发展的第二次飞跃。

四、穴位埋线发展的第三次飞跃——埋线针刀操作技术的创新

传统的穴位埋线疗法主要从中医针灸学的理论体系下进行延伸，对穴位的刺激注重"长效针感"，是针灸治疗的"补充方法"，处于一种可用可不用的状态。

近年来，杨才德等专家在埋线针具上进行了改进，提出了埋线针刀整合医学的思路，在穴位埋线的同时，引入了针刀松解。虽然只是在埋线的操作过程中，有意识地增加了几个"刺、切、摆"的动作，却让穴位埋线疗法跳出了纯粹作为"长效针感"的桎梏，进入了一个全新的领域。其总结的"线体对折旋转埋线术""手卡指压式星状神经节穿刺术""分筋拨脉式颈动脉窦埋线术""三点一线式蝶腭神经节埋线术""推寰循经式迷走神经穿刺技术"等术式，突破了传统操作中不得在血管、神经附近埋线的禁区，使穴位埋线疗法达到了全新的高度。

全新的理念（长效针灸结合即刻松解）、全新的穴位（特殊作用的节点）、全新的技术（刺、切、摆）、全新的技巧（穿刺入路和术式），让穴位埋线实现了第三次飞跃。

五、穴位埋线疗法的发展趋势

1.独立自主发展

（1）微创：器械的变革永无止境，无痛是最高境界，许多学者正在思考和制作自动装线器、自动埋线器等工具，也有学者在持续改进线体（如多功能药线等）。生物材料学发展与微创医学的结合形成一个新的发展机遇，研制适合临床需要、改进治疗模式、减少针刺痛苦、便于患者治疗的新器具和新材料，已经成为针灸和埋线技术发展的必然。

（2）可控：埋植材料特别是生物可降解材料的发展，可以通过控制材料的成分和降解速度来达到控制埋线治疗效果的目的，实现刺激时间、强弱、深浅等方面的可控性。

（3）标准化：埋线材料通过控制材料的成分和降解速度，可以在一定程度上实现埋线疗法的标准化和规范化，使治疗更加易于推广应用；在临床和基础研究方面，可以实现研究成果的重复性、继承性以及可比较性。埋线疗

法的发展也将促进针灸标准化和规范化的研究。所以，埋线的发展无论是在临床治疗模式上，还是在针灸学研究发展上，都将带来新的突破。

2.协同发展 穴位埋线的技术来源于中医学，得益于现代科技。继承和创新永远是埋线疗法进步的法宝，汲取其他学科的长处或者与其他学科协同发展也是一条明智之路，例如埋线疗法与针刀疗法的协同发展。

中华人民共和国国家标准《针灸技术操作规范》（GB/T21709.10–2008）第10部分对穴位埋线进行了规范。穴位埋线的定义：将可吸收性外科缝线置入穴位内，利用线对穴位产生的持续刺激作用以防治疾病的方法。不管穴位埋线疗法如何发展，它始终呈现着"以中医理论为基础和经络学说为指导，以可吸收外科缝线为载体，以埋线针为主导，以穴位为媒介，以长效针感为核心，以主治慢性顽固病为主体"的六大特征。

朱汉章教授给针刀下的定义：以针的理念刺入人体，在体内进行切割松解等手术操作的工具，即为针刀。它是以针刀医学理论为指导，应用于临床闭合性手术治疗，外形似针灸针，其尖端有刃的医疗器械。医疗器械只是一种治疗工具，而一种疗法的核心、精髓是其理论及独特的治疗方法和视角。针刀在临床中的作用是刀的切割、剥离、松解作用。

通过对针刀和穴位埋线疗法的医学实践进行梳理，我们就会发现，针刀疗法是中西医结合的产物，其工具是"针"与"刀"结合的产物；穴位埋线疗法是中医基础理论与现代科技结合的产物，其工具是"针"与"线"结合的产物。针刀与穴位埋线疗法的协同发展具备良好的基础和条件。首先，针刀疗法是在中医理论指导下，吸收现代科学技术及西医学的新成果，由中西医理论融合、再创造而形成的一种新兴疗法；穴位埋线疗法是中医经络理论与西医学相结合的产物，是针灸技术的发展和延伸，是针灸治疗模式的重大改进。中医及经络理论是针刀和穴位埋线疗法的理论基础。其次，针刀和穴位埋线疗法均以人体为共同研究对象，其目的均为解决人类的疾病痛苦，殊途同归。再次，针刀和穴位埋线疗法都是"以针的理念刺入人体"，并在体内进行操作，其工具一个是"针"与"刀"，另一个是"针"与"线"，具有相同的技术基础——穿刺。穿刺是针刀和埋线的核心技术。

埋线针刀的出现对二者协同发展具有引领的作用。针刀长于切割松解，埋线疗法在穿刺的过程中也有同样的作用，但远不及针刀，那么，如何借鉴针刀的长处为埋线所用，一直是学者的关注点之一。杨才德发明的埋线针刀就比较有益地进行了尝试和探索，即将埋线针尖磨平如针刀状，实现了针刀和埋线的双重功能，并在临床上反复实践，获得国家专利，从而使穴位埋线的内涵和外延发生了重大的变化。

六、埋线针刀疗法的历史地位与贡献

1.解难题 首次总结并提出"线体对折旋转埋线法"，彻底解决了胶原蛋白线的排异反应和PGA、PGLA等线软的难题。

2.破禁区 首次总结并"推出手卡指压式星状神经节埋线术""三点一线式蝶腭神经节埋线术""分筋拨脉式颈动脉窦埋线术""推寰循经式迷走神经埋线术"，降低了神经、血管等特殊部位的操作风险。

3.拓范围 发明"埋线针刀"，从埋线的角度引入即刻松解的机制，从针刀的角度引入长效针灸机制，把埋线治疗痛症的疗效推向新的高度，把埋线治疗痛症的范围拓展到了新的广度。

4.创流派 整理推出了"埋线针刀疗法"和一系列神经节埋线术，形成了以"西医诊断方法、中医治疗思维、中西医结合治疗技术"为特征的学术流派，目前埋线针刀疗法从业者已达5万之众。埋线针刀疗法被认证为首批"穴位埋线学术流派"之一。

5.神经节埋线术的特殊贡献 手卡指压式星状神经节埋线术、三点一线式蝶腭神经节埋线术、推寰循经式迷走神经节埋线术，使人体具有"独特疗效"的"独特部位"焕发出新的生机和活力，打开了中西医结合的"阀门"，打开了内脏神经系统疾病诊治的开关，埋线针刀疗法不仅是对埋线领域的特殊贡献，更是对中西医学界的特殊贡献。

埋线针刀疗法，首先对针具进行改进并获得实用新型专利"一种专用埋线针刀"，埋线领域进入了"无菌微创时代"，实现了第一次飞跃；其次，摒弃羊肠线、胶原蛋白线，推广应用高分子聚合物线，埋线领域进入了"无过敏线时代"，实现了第二次飞跃；"线体对折旋转埋线术"以及一系列神经节埋线术，埋线领域进入了"无限可能时代"，解决了自主神经系统疾病的难题，使穴位埋线疗法实现了第三次飞跃。因此，埋线针刀疗法，是埋线疗法成功实现三次飞跃的杰出代表，是穴位埋线史上的里程碑。埋线针刀疗法，开创了我国埋线疗法新局面、新时代！

七、埋线针刀疗法与杨氏3A+疗法

（一）埋线针刀疗法发展过程

2014年2月12日，杨才德、包金莲、杨泽林、于灵芝、宋建成的"一种专用埋线针刀"，获得国家实用新型专利；

2016年，杨才德主编的《埋线针刀百问百答》由中医古籍出版社出版；

2017年，杨才德主编的《星状神经节埋线治百病》由中国中医药出版社出版；

2018年，埋线针刀疗法入选中国卫生产业协会"治未病服务适宜技术"；

2018年，埋线针刀疗法被收录于高校规划教材《针刀刀法手法学》；

2018年，《埋线针刀治疗学》由中国中医药出版社出版；

2018年，《甘肃省针灸学会标准：埋线针刀技术操作规范》，由中国中医药出版社出版；

2020年5月1日，中国中医药研究促进会团体标准《埋线针刀技术操作规范》正式在"全国团体标准信息平台"发布并实施；

2020年6月，"手卡指压式星状神经节埋线术"获得"全国中医药科普短视频大赛"优秀奖；

2020年7月1日，中国标准出版社出版发行《埋线针刀技术操作规范》（T/CRACM 0001-2020）；

2021年5月26日，中国中医药研究促进会《关于公布穴位埋线疗法学术流派、优秀科技成果、突出人才的通知》（中医促会〔2021〕48号）文件，认证：埋线针刀疗法（代表性人物：杨才德）为首批"穴位埋线学术流派"之一，同时认证：手卡指压式星状神经节埋线术（代表性人物：杨才德）为首批"穴位埋线特色疗法"之一；

2021年8月10日，发明人为杨才德的"一种埋线针刀装置"，获得国家实用新型专利；

2021年12月，埋线针刀疗法获得甘肃省"百千万"创业引领工程"创业达人"评选活动暨甘肃省首届中医药产业创业创新大赛"三等奖"。本活动由甘肃省卫生健康委员会、甘肃省人力资源和社会保障厅联合主办。

（二）埋线针刀疗法与杨氏3A+疗法

1.埋线针刀疗法

埋线，是长效针灸。针刀，是如针之刀。埋线针刀，是可以做针刀的埋线针，也是可以做埋线的小针刀。

埋线针刀，把"埋线"和"针刀"两个中医适宜技术融为一体，从埋线的角度，引入针刀的理念，又从针刀的角度，引入埋线的理念，将埋线和针刀无缝结合；埋线针刀，拓展了针刀的疾病谱，增强了埋线的疗效。

小针刀，只能做针刀的松解治疗，对疼痛类疾病即刻疗效好，但远期疗效一般；并且，对内科等系统疾病力不从心；而且，小针刀是实心针具，不能做注射等治疗，限制了治疗范围。

埋线针刀，不仅具有小针刀的特点，还可以同时埋线（长效针灸），实现了穿刺一次可以进行松解、埋线、注射等多种操作的目标，降低了风险，增强了疗效，提高了患者依从性；埋线针刀有长短粗细、有刻度，所以长度可调、深度可看；埋线针刀是空芯带刃工具，所以可以针刀、可以埋线、可以注射、可以刺络放血。

2.杨氏3A+疗法

"一种专用埋线针刀"获得国家实用新型专利后，埋线针刀在临床上开始广泛应用，因为"埋线针刀"具有埋线、针刀、注射三大功能；围绕埋线针刀开展的学术攻关和发明创造，均由杨才德老师领衔主持；围绕埋线针刀攻克的有"3大绝技"（手卡指压式星状神经节穿刺术、三点一线式蝶腭神经节埋线术、推寰循经式迷走神经节埋线术）；埋线针刀防治疾病的思路有"3大理念"（西医诊断方法，中医治疗思维，中西医结合治疗技术）；埋线、针刀、注射的英文翻译为Acupoint catgut-embedding therapy、Acupotomy、Acupoint injection therapy，开头均为"A"，所以，"杨氏3A+疗法"的提法应运而生，"+"表示了各种疗法整合与应用之意。埋线针刀疗法与杨氏3A+疗法，其实是从不同的角度诠释了同一事物。

第二章　理论基础

穴位埋线疗法是在中医理论指导下，以中医整体观、恒动观和辩证观为指导，以脏腑、经络、气血等理论为基础，采用传统针灸方式结合现代医疗技术，根据病证特点，将可吸收的外科缝合线植入穴位，以激发经络气血、协调机体功能、调和气血、平衡阴阳，使邪去正复，达到防病治病目的的一种医疗手段和方法。穴位埋线疗法是对中医针灸学的发展，属埋植疗法的范畴，又称"埋线疗法""穴位埋藏疗法""经穴埋线疗法"等。埋线针刀疗法是穴位埋线疗法的发展和延伸。

中医学、针灸学及解剖学、生物力学、脊椎病因治疗学、软组织外科学、周围神经受卡压的理论等西医学理论，都可作为埋线针刀疗法的理论基础。

一、埋线针刀疗法的中医学、针灸学理论基础

中医学经过长期的临床实践，在中国古代朴素的唯物论和辩证法思想指导下，逐步形成了系统、独特的医学理论体系。它来源于实践，反过来又指导实践。这一独特的理论体系有其特有的性质，即中医学所特有的本质，决定了中医学理论体系的独特性。中医学理论体系的基本特点，是指这一理论体系在医学观和方法论层次上的根本特点，是由中医学的气一元论、阴阳学说和五行学说所决定的。气一元论和阴阳五行学说是中国古代哲学的唯物论和辩证法。因此，以整体、运动、辩证的观点认识生命、健康和疾病等医学问题，是中医学理论体系的根本特点，是中国古代朴素的唯物论和辩证法思想在中医学理论体系中的具体体现。

（一）整体观念

1.整体观念的含义　中医学的整体观念是关于人体自身以及人与环境之间的统一性、完整性和联系性的认识。整体是构成事物的诸要素的统一体，是由其组成部分以一定的联系方式构成的。整体观念是关于事物和现象的完整性、统一性和联系性的认识。中国古代朴素的整体观念是建立在气一元论和阴阳五行学说基础上的思维形态或方式。中医学以气一元论和阴阳五行学

说来阐明人体脏腑组织之间的协调完整性，以及机体与外界环境的统一关系，从而形成了独具特色的中医学整体观念。中医学的整体观念贯穿于中医生理、病理、辨证、治疗等整个理论体系之中，具有重要的指导意义。

2.整体观念的内容 中医学把人体脏腑和体表各部分组织、器官之间看成是一个有机的整体，同时认为四时气候、地土方宜、周围环境等因素，对人体生理病理有不同程度的影响，既强调人体内部的统一性，又重视机体与外界环境的统一性。

（1）人体内部的统一性：人体是由脏腑和组织器官构成的。各个脏腑、组织器官都有各自不同的生理功能，这些不同的生理功能又都是整体功能活动的组成部分，从而决定了机体的整体统一性。因此，人体各个组成部分之间，在结构上是不可分割的，在生理上是相互联系、相互制约的，在病理上是相互影响的。机体整体统一性的形成，是以五脏为中心，配合六腑，通过经络系统作用实现的，即所谓"内联脏腑，外络肢节"。五脏是构成整个人体的五个系统，人体所有组织器官都包括在这五个系统之中。人体以五脏为中心，通过经络系统，把六腑、五体、五官、九窍、四肢百骸等全身组织器官有机地联系起来，构成一个表里相连、上下沟通、密切联系、协调共济、井然有序的统一整体，并且通过精、气、神的作用来完成机体统一的功能活动。这种五脏一体观充分地反映出人体内部各组织器官不是孤立的，而是相互关联的有机的统一整体。

（2）人与外界环境的统一性：环境是指围绕着人类的外部世界，是人类赖以生存和发展的社会和物质条件的综合体。一般可分为自然环境和社会环境。中医学根据中国古代哲学"天人合一"说，提出了"人与天地相参"的天人一体观，不仅认为人体是一个有机整体，强调人体内部环境的统一性，而且还注重人与外界环境的统一性。

1）人与自然环境的统一性：人类生活在自然界之中，自然界存在着人类赖以生存的必要条件。自然界的运动变化又直接或间接地影响着人体，而机体则相应地产生生理和病理上的反应，故曰"人与天地相应也"（《灵枢·邪客》）。这种"天人一体观"认为，天有三阴三阳六气和五行的变化，人体也有三阴三阳六经六气和五脏之气的运动。自然界阴阳五行的运动变化，与人体五脏六经之气的运动是相互通应的。所以，人体与自然界息息相通，密切相关。人类不仅能主动地适应自然，而且能主动地改造自然，从而保持健康并生存下去，这就是人体内部与外界环境的统一性。"人生于地，悬命于天，天地合气，命之曰人"（《素问·宝命全形论》），人是自然界所产生的，而自然界又为人类的生存提供了必要的条件，故曰"天食人以五气，地食人以五味"（《素问·六节藏象论》）。人生活在自然之中，必须受自然规律的制约，倘若违背了自然规律，必将导致不良后果。在自然界中，四时气候、昼夜晨昏的变化，以及地土方宜等，均对人体生命活动与疾病的产生有深刻的影响。人与天地相应不是消极的、被动的，而是积极的、主动的。人类不仅能主动地适应自然，更能主动地改造自然，同自然界做斗争，从而提高健康水平，减少疾病的发生。

2）人与社会环境的统一性：社会是以一定物质生产活动为基础而相互联系的人类生活共同体，是生命系统的一个组成部分。社会环境包括政治、经济、文化等社会特征，年龄、性别、风俗习惯、宗教信仰、婚姻状况等人群特征，以及生活方式、饮食习惯和爱好等。心理因素与社会环境密切联系在一起，称为社会–心理因素。人的本质实际上是一切社会关系的总和，既有自然属性，又有社会属性。人生活在社会环境之中，社会环境因素的变动与人们的身心健康和疾病有着密切的关系。中医学强调人与天地（即人与自然、社会）的和谐统一，也非常重视社会–心理因素（即情志因素）对健康和疾病的影响，视"七情内伤"为内伤疾病的重要致病因素。

（3）整体观念的指导意义：中医学的整体观念，是中国古代哲学天人合一的整体观在中医学中的应用和发展，是中医学在临床实践中观察和探索人体及人体与自然界的关系所得出的认识，也是诊治疾病时所必须具备的思想方法，因而有重要的指导意义。它贯穿于中医学的生理、病理、诊断和防治养生之中，并对建立现代环境科学，认识和处理现代身心疾病，以及解决现代科技理性过度膨胀的社会病，均有所裨益。

埋线针刀疗法是针灸的发展和延伸，作为中医学体系的一部分，整体观念也是指导穴位埋线临床实践的基础理论之一。例如，在某些疼痛性疾病的诊治中，"以痛为腧"只是治疗原则之一，还要综合患者全身的情况和疾病特征，从总体上把握疾病的性质及其规律，从而辨证施治，使整体和局部互相配合，协调作战，这些都是整体观念的充分体现。

（二）辨证论治

1.辨证论治的基本概念 辨证论治是辨证和论治的合称，是中医学术特点的集中表现，是中医学理论体系的基本特点之一，是中医认识疾病和治疗疾病的基本原则，是中医学对疾病的一种特殊的研究和处理方法。

（1）症、证、病：任何疾病的发生、发展要通过症状、体征等疾病现象表现出来，人们也要通过疾病现象去认识疾病的本质。疾病的临床表现以症状和体征为其基本组成要素。

症状，是病人主观感觉到的异常现象、异常感觉或某些病态改变，如头痛、发热、咳嗽、恶心、呕吐等。而医生通过望、闻、问、切四诊及其他检查方法，客观查得患病机体异常变化所引起的现象，则称为体征，如舌苔、脉象等。病人有目的的语言和行为异常，如哭笑无常、活动不自如等，则称为社会行为异常。一般将症状、体征和社会行为异常，统称为症状，即所谓广义的症状。因此，中医学把症状作为构成临床表现的基本要素。症状是疾病的客观表现，是认识疾病和进行辨证的主要依据。

证候，简称为证，是中医学的特有概念。在中医学术史以及现代文献中，证候是一个多义术语。证候是机体在病因作用下，机体与环境之间以及机体内部各系统之间关系紊乱的综合表现，是一组特定的具有内在联系的、反映疾病过程中一定阶段本质的症状和体征，揭示了病因、病性、病位、病机和机体的抗病反应能力等，为治疗提供了依据，并指明了方向。换言之，证候是由症状组成的，它所包含的内容为：疾病处于某一阶段的病理表现；反映疾病的病因、病机、病性、病位以及疾病的发展趋势；反映机体自身的调节能力；反映机体与外界环境的联系；为治疗提供了正确的依据和方向。

疾病，简称病。疾病是与健康相对的概念，失去健康状态则意味着患有疾病，是机体在一定病因作用下，因正虚邪凑而致机体内外环境失调，阴阳失和，气血紊乱，脏腑经络的生理功能或形态结构发生改变，适应环境能力下降的异常生命过程。这一异常生命过程表现为症状和体征，由证候体现出来。

症、证、病三者既有联系又有区别，三者均统一在人体病理变化的基础之上。症状是患病机体表现出来的可以被感知的疾病现象，是构成疾病和证候的基本要素；证候是一组具有内在联系的，反映疾病阶段性本质的症状集合；疾病是由证候体现出来的，反映了疾病发生、发展和转归的全部过程和基本规律。就症、证、病三者反映疾病本质的程度而言，症状反映疾病的个别或部分的本质，证候则反映疾病阶段性的本质。其中，证候将症状和疾病联系起来，从而揭示了症状和疾病之间的内在联系。

总之，病是由症状组成的，证也是由症状所组成的。症与证虽然与病有密切关系，但疾病既不单是一个突出的症状，也不单是一个证候。每一种病都有它的发病原因和病理变化，其不同阶段的病理变化，可产生不同的证候。每种病所表现出来的证候又因人、因时、因地而异，各种不同的证候又有相应的治疗原则。症、证、病三者既密切联系，又有严格区别。

（2）辨证与论治：所谓辨证，就是将四诊（望、闻、问、切）所收集的资料，以及症状和体征，通过分析、综合，辨清疾病的原因、性质、部位及邪正之间的关系，概括、判断为某种性质的证候。所谓论治，又称施治，就是根据辨证的结果，确定相应的治疗原则和方法。辨证是决定治疗的前提和依据，论治是治疗疾病的手段和方法。通过论治，可以检验辨证的正确与否。辨证论治的过程，就是认识疾病和解决疾病的过程。辨证和论治，是诊治疾病过程中相互联系且密不可分的两个方面，是理论和实践相结合的体现，是理法方药在临床上的具体运用，是指导中医临床工作的基本原则。

2.辨证论治的运用　辨证论治的过程，就是中医临床思维的过程。

（1）常用的辨证方法：在临床实践中，常用的辨证方法有八纲辨证、脏腑辨证、气血津液辨证、六经辨证、卫气营血辨证、三焦辨证、病因辨证等，这些辨证方法，虽各有特点，对不同疾病的诊断各有侧重，但又是互相联系和互相补充的。

（2）辨证论治的过程：在整体观念的指导下，运用四诊对病人进行仔细的临床观察，将人体在病邪作用下反映出来的一系列症状和体征，结合地理环境、时令、气候及病人的体质、性别、年龄、职业等情况进行具体分析，从而找出疾病的本质，进而得出辨证的结论，确定为何种性质的证候，最后确定治疗法则，选方遣药进行治疗。这是中医临床辨证论治的基本过程。

3.辨证论治的特点　中医在辨证论治的过程中，以症状和体征等临床资料为依据，从病人的整体出发，以联系的、运动的观点，全面地分析疾病过程中所表现出来的各种临床现象，以症辨证，以症辨病，病证结合，从而确定对疾病本质的认识。

中医认识并治疗疾病，既要辨证，又要辨病，由辨病再进一步辨证。虽然既辨病又辨证，但又重于辨证。例如，感冒发热、恶寒、头身疼痛等症状属病在表，但由于致病因素和机体反应性的不同，又常表现为风寒感冒和风热感冒两种不同的证候。只有把感冒所表现的"证候"是属于风寒还是属于风热辨别清楚，才能确定是用辛温解表法还是辛凉解表法，给予适当的治疗。由此可见，辨证论治既区别于见痰治痰、见血治血、见热退热、头痛医头、脚痛医脚的局部对症疗法，又区别于不分主次、不分阶段、一方一药对一病的治病方法。

4.辨证论治的意义　辨证论治作为指导临床诊治疾病的基本法则，能辨证地看待病和证的关系，既看到一种病可以包括几种不同的证，又看到不同的病在发展过程中可以出现同一证候。因此，在临床治疗时，还可以在辨证论治的原则上，采取"同病异治"或"异病同治"的方法来处理。所谓"同病异治"，是指同一种疾病，由于发病的时间、地区以及患者机体的反应性不同，或处于不同的发展阶段所表现的证候不同，因而治法也不一样。以感冒为例，由于发病的季节不同，治法也不同。暑季感冒，由于感受暑湿邪气，故在治疗时常用一些芳香化浊的药物以祛暑湿，这与其他季节的感冒治法就不一样。再如麻疹，因病变发展的阶段不同，治疗方法也各有不同，初期麻疹未透，宜发表透疹；中期肺热明显，常需清肺；后期多为余热不尽，肺胃阴伤，以养阴清热为主。另外，几种不同的疾病在其发展过程中，由于出现了具有同一性质的证，因而可采用同一方法治疗，这就是"异病同治"。如久痢脱肛、子宫下垂等，虽是不同的病，但如果均表现为中气下陷证，就都可以用升提中气的方法治疗。由此可见，中医治病主要的不是着眼于"病"的异同，而是着眼于"证"的区别。相同的证，用基本相同的治法；不同的证，用基本不同的治法，即所谓"证同治亦同，证异治亦异"。这种针对疾病发展过程中不同质的矛盾用不同的方法去解决的法则，就是辨证论治的精神实质。

辨证论治贯穿于埋线针刀疗法的全过程，在辨证论治的基础上进行埋线针刀治疗，就会取得非常好的疗效。

（三）针灸学的留针理论是埋线针刀疗法的理论源泉

埋线针刀疗法所用的手段与方法与古代的针灸疗法一脉相承。主要表现为：治疗的原理是辨证论治，治疗的方式是对穴位的刺激，选择的部位是经络腧穴，疗效的关键是"气至有效"。《灵枢·终始》云："久病者，邪气入深，刺此病者，深内而久留之。"《素问·离合真邪论》说："静以久留。"这是埋线疗法产生的理论基础。"留针"的方法是用来加强和巩固疗效的，留针后来又演变为埋针，用来进一步加强针刺效应，延长刺激的时间，以增加疗效。

留针，即把毫针刺入穴位，得气行补泻之法后，将针留置穴内一定时间的一种方法。留针是针灸治疗中的一个重要环节，也是提高疗效的关键之一。在《黄帝内经》中，关于留针的论述颇多，尤以《灵枢》为甚，其作用一是候气，二是调气。

《灵枢·九针十二原》说："刺之要，气至而有效。"指出了针刺的疗效取决于得气与否。又云："刺之而气不至，无问其数；刺之而气至，乃去之，勿复针。"指出了针刺后不得气，应留针以候气，得气后方可出针。

《灵枢·刺节真邪》指出："用针之类，在于调气。"所谓调气，就是调节脏腑经络之气的偏盛偏衰，通过针刺补泻手法，留针一定时间，使有余者泻之，不足者补之，达到机体恢复阴平阳秘之状态。《素问·针解》云："刺实须其虚者，留针，阴气隆至，乃去针也；刺虚须其实者，阳气隆至，针下热，乃去针也。"明确指出了针刺得气后，在留针过程中可通过不同的手法达到补虚泻实、协调阴阳的目的。《灵枢·终始》亦云："刺热厥者，留针反为寒；刺寒厥者，留针反为热。"这也是调气的表现。

留针时间主要是依据体质、年龄、脏腑经络、脉象、天时季节、病程、证而定。

1.体质、年龄 《灵枢·逆顺肥瘦》以体型分胖人、瘦人、常人；以年龄分为壮年、幼儿；据肤色分为白、黑、浅、深。胖人、常人中肤色深黑、气血涩迟者宜深刺久留针，瘦人、常人中肤色浅白、幼儿、气血滑者宜浅刺、短暂留针或不留针。《灵枢·根结》根据人的饮食、劳逸等生活条件，将人分为身体柔脆者和形体粗壮者，云："刺布衣者，深以留之；刺大人者，微以徐之。此皆因气慓悍滑利也。"现在看来，偏于体力劳动者留针时间要略长，偏于脑力劳动者留针时间宜略短。

2.脏腑经络 《灵枢·阴阳清浊》云："清者其气滑，浊者其气涩，此气之常也。故刺阴者，深而留之；刺阳者，浅而疾之。"针刺属阴的脏病宜深刺而留针时间较长，针刺属阳的腑病宜浅刺而留针时间较短。每条经脉的长度及生理特点不尽相同，足经长于手经，阳经长于阴经，而各经气血多少和阴阳之数亦不同，如《素问·血气形志》云："夫人之常数，太阳常多血少气，少阳常少血多气，阳明常多气多血，少阴常少血多气，厥阴常多血少气，太阴常多气少血，此天之常数也。"因此，各经针刺深度与留针时间亦不同，如《灵枢·经水》对此作了详细的叙述，云："足阳明，刺深六分，留十呼；足太阳，刺深五分，留七呼；足少阳，刺深四分，留五呼；足太阴，刺深三分，留四呼；足少阴，刺深二分，留三呼；足厥阴，刺深一分，留二呼；手之阴阳经，刺深者皆无过二分。其留皆无过一呼。过此者则脱气。"可以看出，阳经比阴经的留针时间长，足经比手经的留针时间长，最长留十呼，最短无过一呼，充分表明应辨经留针。

3.脉象 不同的脉象反映病证的寒热虚实不同，针刺的深度、速度、留针的时间亦有别。脉见急、弦多为寒，涩为气滞血瘀，均应久留针；脉见滑、缓多为热，宜浅刺不留针。如《灵枢·邪气脏腑病形》云："诸急者多寒，缓者多热……滑者阳气盛，微有热。涩者多血少气，微有寒。是故刺急者，深内而久留之。刺缓者浅内而疾发针，以去其热……刺滑者，疾发针而浅内之，以泻其阳气而去其热。刺涩者，必中其脉，随其逆顺而久留之。"

4.天时季节 《素问·离合真邪论》云："天地温和，则经水安静；天寒地冻，则经水凝泣；天暑地热，则经水沸溢。"留针时间的长短也要顺应四时变化，冬季气温低，经气凝涩，留针时间要长。《灵枢·本输》指出："冬取诸井诸俞之分，欲深而留之，此四时之序，气之所处，病之所舍，脏之所宜。"《灵枢·四时气》也说："冬取井荥，必深以留之。"以此可知，夏季气温高，经气滑利，留针时间宜短；春秋留针时间则介于冬夏之间。

5.病程 《灵枢·终始》云："久病者，邪气入深，刺此病者，深内而久留之。"即久病不愈者，留针时间宜长；同理，病程短者，留针时间宜短。

6.证 可据虚实寒热再分。

（1）虚证留针可补虚：《素问·调经论》说："血有余则怒，不足则恐……血有余，则泻其盛经出其血；不足，则视其虚经，内针其脉中，久留而视，脉大，疾出其针，无令血泄。"表明血虚的病人留针可补血调气。《灵枢·口问》云："目眩头倾，补足外踝下，留之；痿厥心悗，刺足大指间上二寸，留之。"目眩头倾是由于上气不足，脑为之不满，颈项无力支撑所致，此时可选足外踝下的昆仑穴以补法留针；痿厥心闷为下气不足，气血亏虚不能濡养筋脉和温煦四肢所致，可取太白、太冲等穴以补法留针。又云："忧思则心系急……补手少阴、足少阳，留之也。"亦即补法留针有补的作用。

（2）实证留针可泻实：《素问·针解》云："刺实须其虚者，留针，阴气隆至，乃去针也。"《灵枢·逆顺肥瘦》曰："刺壮士真骨，坚肉缓节，监监然，此人重则气涩血浊，刺此者，深而留之，多益其数。"体质壮实者，气血旺盛，感受外邪，表现为实证，针用泻法，且留针时间要长。《灵枢·厥病》曰："肠中有虫瘕及蛟蛕皆不可取以小针……以手聚按而坚持之，无令得移，以大针刺之。久持之，虫不动，乃出针也。"大针为九针之一，其尖如梃，治实证为主。虫瘕、蛟蛕为实证之病，以大针刺而久留针，至虫不动才出针。临床治疗胆道蛔虫、急性单纯性阑尾炎等所出现的腹痛均用久留针法，待症状缓解后方出针。由此可以看出泻法留针有泻的作用。

（3）寒证留针可祛寒：《灵枢·经脉》云："寒则留之。"此为针灸治则之一，对于寒证除用灸法外，也可用久留针法，留针有祛寒的作用。《灵枢·官能》云："大寒在外，留而补之。"《灵枢·九针十二原》云："刺寒清者，如人不欲行。"均强调了寒证用久留针法治疗。《素问·缪刺论》云："邪客于足少阳之络，令人留于枢中痛，髀不可举，刺枢中以毫针，寒则久留针，以月死生为数，立已。"《灵枢·九针十二原》云："毫针者，尖如蚊虻喙，静以徐往，微以久留之而养，以取痛痹。"痛痹是由于寒邪内侵，经络阻滞，气血不能通所致，用久留针法可振奋阳气，祛除寒邪，疏通经络，疼痛得以消除。《灵枢·四时气》云："飧泄，补三阴之上，补阴陵泉，皆久留之，热行乃止。"《灵枢·寒热病》云："寒厥取足阳明、少阴于足，皆留之。"《灵枢·终始》云："刺寒厥者，留针反为热。"寒厥证是由于阳气衰微引起的四肢不温，手足逆冷，下利清谷，应久留针以调和气血，寒厥得复。

（4）热证留针可泻热：热证一般不留针，如《灵枢·经脉》云："热则疾之。"《灵枢·九针十二原》云："刺热者，如以手探汤。"但也可用留针法以清泻实热，如《灵枢·寒热病》云："热厥足太阴、少阳，皆留之。"《灵枢·终始》云："刺热厥者，留针反为寒。"热厥证由热盛之极，阳气郁闭引起，通过留针可调和气血，祛邪清热。《灵枢·刺节真邪》和《灵枢·官能》则分别论述了上寒下热及上热下寒在留针上的不同点，指出"上寒下热，先刺其项太阳，久留之，所谓推而上之者也"。下寒上热则所谓"太热在上，推而下之"。因其寒邪有上下不同，故前者留针在上部，后者留针在下部。

穴位埋线是在留针的基础上发展而来的，具备了留针作用，以线代针则保持了针刺的持续作用，加强了治疗效果。留针的理论是穴位埋线的理论基础之一。

三、埋线针刀疗法的西医学理论基础

1.**解剖学** 解剖学是各临床学科的基础，在埋线疗法中，体表解剖（体表标志、体表投影等），软组织层次解剖（肌肉层次解剖、穴位层次解剖等），神经、动脉、静脉走行路径，肌肉起止及走行，筋膜的解剖等，是穴位埋线医生必须了解和掌握的重点内容。

2.**生物力学** 生物力学是近二三十年发展起来的，是力学与生物学、医学及生物医学工程学等学科之间相互交叉、相互渗透的一门学科。生物力学广泛应用在医学基础研究及各科临床中，同时也是埋线疗法重要的理论基础，尤其是骨骼系统的生物力学、关节运动的生物力学、软组织的生物力学等，解决了一些既往"只知其然而不知其所以然"的问题，对改进和创新疗法也有不可或缺的重要作用。

3.**脊椎病因治疗学** 脊椎病因治疗学是研究脊椎遭受损害后，造成脊髓、周围神经、血管及内脏神经损害所引起的一系列病症，采用治脊疗法治疗的一门新学科。脊椎后关节解剖位置紊乱引起内脏器官出现功能性症状是脊椎病因治疗学主要的理论基础。脊椎病因治疗学认为，一些疾患在合并脊椎后关节解剖位置紊乱时会出现和加重症状，对埋线针刀疗法治疗脊柱相关疾病有重要的指导意义。

4.**软组织外科学** 软组织外科学是以椎管外骨骼肌、筋膜、韧带、关节囊、滑膜、椎管外脂肪或椎管内脂肪等人体运动系统的软组织损害（原

称软组织劳损）引起疼痛和相关征象的疾病为研究对象，以椎管外或椎管内软组织松解等外科手术或椎管外密集型压痛点银质针针刺，或椎管外压痛点强刺激推拿等非手术疗法为治痛手段（完全有别于镇痛手段）的一门新的临床分支学科。其认为，椎管内、外软组织损害性疼痛的病理学基础是软组织因急性损伤后或慢性劳损形成而导致的无菌性炎症；软组织松解手术的原理主要是通过椎管外松解骨骼肌、筋膜等，或椎管内松解硬膜外和神经根鞘膜外脂肪等无菌性炎症病变的软组织，完全阻断了化学性刺激对神经末梢的传导，以达到止痛的目的。穴位埋线的穿刺过程及针刀操作，具有类似的松解作用。

5. 周围神经卡压理论 周围神经卡压是躯干、四肢、关节等部位出现疼痛或不适症状的主要原因之一。其认为骨骼肌为了在主应力方向承担更大的载荷，便在骨的质量和结构两个方面得到加强，结果形成骨质增生，以及软组织在随应力集中的载荷时，肌肉和筋膜产生代偿性增生、肥大或肥厚，除使组织和功能发生改变外，还是造成皮神经卡压综合征的潜在因素或直接因素的"应力集中说"。各种因素（如炎性渗出、肌肉痉挛、筋膜挛缩等）引起筋膜间室内压力增高，这种压力在引起肌肉发生缺血性挛缩之前，就对各种神经末梢产生了病理性刺激。筋膜表面张力的增高和筋膜间室内压的增高均可对分布于其表面或穿过其间的皮神经产生牵拉或压迫，即"筋膜间室内高压说"，也是埋线针刀疗法的理论基础。埋线针刀疗法能够"解压"，会解除异常的力，从而使周围神经卡压解除，缓解了临床症状。

总之，埋线针刀疗法是传统针灸方式与现代医疗技术方法相结合的产物，西医学的成果为埋线针刀疗法的临床注入了新的活力和支撑的基础。

第三章 疗法功效

埋线针刀疗法是一种融多种疗法、多种效应于一体的复合性治疗方法。所以，埋线针刀疗法除了具有中医学、针灸学、穴位埋线、小针刀疗法的治疗特征以外，还具有独特的疗效。

一、调节自主神经系统、长效针灸和速效针刀的完美结合

（一）调节自主神经系统贯穿着埋线针刀疗法的始终

自主神经系统是外周传出神经系统的一部分，能调节内脏和血管平滑肌、心肌和腺体的活动。又称植物性神经系统、不随意神经系统。由于内脏反射通常是不能随意控制，故名自主神经系统。自主神经系统由交感神经系统和副交感神经系统两部分组成，支配和调节机体各器官、血管、平滑肌和腺体的活动和分泌，并参与内分泌调节葡萄糖、脂肪、水和电解质代谢，以及体温、睡眠和血压等。两个分系统会在大脑皮质及下丘脑的支配下，既拮抗又协调地调节器官的生理活动。

星状神经节埋线，是调节交感神经系统的主要手段之一。手卡指压式星状神经节埋线术，是埋线针刀疗法特色技术之一。星状神经节虽然是众多交感神经节之一，但其承上启下的位置决定了它的重要作用，星状神经节不仅具有一般交感神经节对分布区域的支配作用（即周围作用），还具有对自主神经系统、内分泌系统、免疫系统调节的中枢作用，星状神经节的中枢作用，常常被用来调节复杂的内科系统疾病，往往会起到立竿见影的疗效，"杨五针"的50个常用处方中，62%以上应用到了星状神经节。

迷走神经节埋线，是调节副交感神经系统的主要手段之一。推寰循经式迷走神经节埋线术是埋线针刀疗法特色技术之一。迷走神经节为混合神经，含有4种纤维成分。一般内脏运动纤维起于延髓的迷走神经背核，此核发出的副交感节前神经纤维，在脏器内或其附近的副交感神经节内换神经元后，发出副交感节后神经纤维，分布到胸、腹腔的脏器，控制平滑肌、心肌和腺体

的活动。迷走神经是脑神经中行程最长、分布范围最广的神经，于舌咽神经根丝的下方自延髓橄榄的后方出入脑，经颈静脉孔出颅腔（此处有迷走神经上神经节）。之后下行于颈内、颈总动脉与颈内静脉之间的后方入胸腔以及腹腔，在寰椎横突前缘的高度处有迷走神经下神经节，迷走神经节埋线点即为此处。

内脏器官的功能和活动均依靠交感神经和副交感神经的双重支配，星状神经节和迷走神经节如同天平的两端，二者互相依存、互相对立、互相协调、互根互用，缺一不可。星状神经节调节交感神经系统，而对副交感神经系统的调节同样不可或缺。通过对迷走神经的解剖学研究和迷走神经下神经节位置的CT等放射学研究，确立了"推寰循经式迷走神经节埋线术"，填补了调节副交感神经系统方法的缺失，使调节自主神经系统的手段趋于完整。"杨五针"的50个常用处方中，36%以上的处方应用到了迷走神经节。

蝶腭神经节，是混合神经节，也是全身最大的以副交感神经为主的神经节，"三点一线式蝶腭神经节埋线术"是埋线针刀疗法中特色技术之一。主治变应性鼻炎、咽炎、扁桃体炎、面神经炎、面肌痉挛、痤疮等疾病。

（二）长效针灸与速效针刀无缝衔接，是埋线针刀疗法的核心思想之一

穴位埋线的核心思想就是长效针灸，埋线针刀疗法秉承了这一学术思想，不仅在普通穴位中体现了长效的理念，还在特殊部位如星状神经节、迷走神经节、蝶腭神经节的刺激中体现了长效针灸的思想。在传统的方法中，星状神经节的干预常常以星状神经节阻滞术最为多见，但因药物过敏、操作并发症等因素限制其临床应用，埋线针刀疗法改进术式、摒弃药物、制定标准、减少穿刺次数、提高安全系数、延长刺激时间、增加临床疗效，让星状神经节焕发了新的生机和活力，通过数以亿计例次的穿刺实践，在临床上得到了广泛的应用。

长效是埋线的长处，速效是针刀的长处，如何强强结合，将长效与速效的结合是埋线针刀疗法一直努力的方向，实用新型专利"一种专用埋线针刀"的使用，完美地将埋线与针刀无缝衔接。埋线针刀针具，在一次性使用埋线针的基础上，把针尖进行了特殊处理：将极端尖锐锋利的埋线针尖改为扇形，这样既保留了埋线针的功能，又使之具备了针刀的功能，埋线、针刀的

操作可以一次性完成。不仅如此，埋线针刀疗法专家团队还在这一工具中融入了长效针灸和速效针刀松解的思想与理念，尤其在颈肩腰腿痛疾病的治疗中，首先将线体对折旋转埋线术完成埋线的动作，然后回提针具，再开始进行切摆的针刀动作，即"先埋后切"，长效埋线将速效针刀的作用进行了有效的延伸，使之疗效大增，项五针、冈五针、突五针、膝五针等处方的主穴定点和操作，就充分体现了长效与速效结合后的临床疗效。

（三）疼痛类疾病的埋线针刀治疗中注重自主神经的调节

痛则不通，通则不痛。局部的缺血状态存在于绝大多数的疼痛类疾病中，医生常常使用活血化瘀药物对症治疗。血管的舒张和舒缩运动，由交感神经支配。埋线针刀疗法在颈肩腰腿痛疾病的常用治疗穴位行埋线针刀后，通常会增加星状神经节埋线，就是发挥了星状神经节调节血管的作用，甚至完全替代了活血化瘀的药物。

《素问·至真要大论》病机十九条言"诸痛痒疮,皆属于心"，其意为多种疼痛、瘙痒、疮疡肿毒的病证,大多与心有关。临床上常有患者出现经络气血方面的病症，但却没有痛感，这说明经、络、气、血方面的病变如果没有牵扯到心神的痛觉性机能，也就无所谓疼痛，所以心神对疼痛刺激因素的反应也是形成疼痛的重要条件。人类的精神和心理在中医学上属于心神范畴，其不同的状态对痛觉的产生有一定的影响，如人在催眠状态下进行手术，疼痛感可以降到很弱的程度，使患者不需要麻醉而完成手术。星状神经节可以调节自主神经系统的功能，对病人的心神具有针对性的调节作用，这是埋线针刀疗法的又一功效特点。

二、埋线针刀处方疗效

（一）以疼痛类疾病为主埋线处方的疗效

"枕五针"治疗颈性头痛、"项五针"治疗肩胛提肌损伤、"菱五针"治疗菱形肌损伤、"损五针"治疗腰肌劳损、"臀五针"治疗臀中肌损伤、"椎五针"治疗椎动脉型颈椎病、"冈五针"治疗肩周炎、"颈五针"治疗神经根型颈椎病、"椎五针"治疗颈性眩晕、"膝五针"治疗膝骨关节炎、"项五针"治疗项韧带钙化、"膝五针"埋线针刀治疗髌下脂肪垫损伤、"枕五针"治疗枕神经性头痛、"突五针"治疗腰椎间盘突出症、"枕五针"治疗枕大神经及枕小神经痛、"掌五针"治疗狭窄性腱鞘炎、"菱五针"治疗背肌筋膜炎、"椎五针"治疗枢椎棘突综合征、"肘五针"治疗肱骨外上髁炎、"臀五针"埋线针刀治疗臀肌筋膜炎、"足五针"治疗跟骨骨刺、"腘五针"治疗腘肌损伤、"肘五针"治疗肘尺管综合征和尺骨鹰嘴滑囊炎以及旋前圆肌综合征、"足五针"埋线针刀治疗跗管综合征、"腘五针"治疗腓肠肌损伤、"胃五针"穴位埋线治疗功能性消化不良等，均获得良好的疗效。

（二）以神经节为主埋线处方的疗效

"压五针"治疗高血压、"脂五针"治疗高脂血症、"糖五针"治疗糖尿病、"风五针"治疗中风后遗症、"胖五针"治疗肥胖、"眠五针"治疗失眠、"喘五针"治疗哮喘，"癣五针"治疗牛皮癣、"荨五针"治疗荨麻疹、"痘五针"治疗痤疮、"疹五针"治疗湿疹、"褐五针"治疗黄褐斑、"鼻五针"治疗鼻炎、"咽五针"治疗咽炎、"咳五针"治疗慢性支气管炎、"挛五针"治疗面肌痉挛、"痹五针"治疗面神经炎、"癫五针"治疗癫痫、"眩五针"治疗眩晕、"郁五针"治疗抑郁症、"性五针"治疗性功能障碍、"劳五针"治疗慢性疲劳综合征、"更五针"治疗更年期综合征（围绝经期综合征）、"列五针"治疗前列腺疾病、"养五针"用于养生保健、"泄五针"治疗早泄、"痔五针"治疗痔疮等，均获得良好的疗效。

第四章　操作规范

第一节　安全操作基本要求

针灸学针具的发展演进过程大致可分为砭石、九针、毫针几个阶段。在各个不同阶段，特别是在当代，带刃针具均起到了重要作用，发展迅速。《黄帝内经》中已对针灸的理论和临床有了较系统的记载，伴随着科技前进的步伐，传统针灸治疗学也不断发展，至今已形成两大分支学科，分别以毫针治疗为主，和以"带刃针具"治疗为主。埋线针刀疗法属于后者。表4-1为目前针灸常用针具的比较。

表4-1　毫针、手术刀、针刀、埋线针刀的异同点一览表

项目	毫针	手术刀	针刀	埋线针刀
理论依据	中医经络	西医外科	中西医结合	中医经络
方法	非手术	开放性手术	闭合性手术	闭合性手术
手法	提插捻转	切开结扎缝合	切摆铲	提插切摆
目的	理气	切除病灶	松解	理气松解
患者感觉	酸麻胀困	无酸麻胀困	酸麻胀困强烈	酸麻胀困加倍强烈
术者感觉	沉涩紧	无明显感觉	沉涩紧硬	沉涩紧硬
诊断	辨证	辨病	辨位	辨证、辨位

传统穴位埋线针具通常为类似于腰穿针的一次性针具，而埋线针刀针具则将针尖进行了精致的处理，使之具备了针刀的松解功能，并在埋线操作的过程中，同时进行松解。将针刀与埋线针刀针具作比较：针刀只能做针刀松解治疗，对疼痛类疾病即刻疗效好，但远期疗效一般，并且对内科等疾病力不从心；针刀是实心针具，不能做注射等治疗，限制了治疗范围。埋线针刀不仅具有针刀的特点，还可以同时埋线（长效针灸），实现了穿刺一次可以进行松解、埋线、注射等多种操作的目标，降低了风险，增强了疗效，提高了

患者依从性等；埋线针刀有长短粗细之别，有刻度型号标示，所以，长度可挑、深度可看；埋线针刀是空心带刃工具，可以做针刀、埋线、注射、刺络放血等治疗；埋线针刀可以注射三种物质，气态如臭氧，液态如药物，固态如线体等。

因此，埋线针刀从埋线的角度，引入针刀的理念；从针刀的角度，引入埋线的理念。埋线针刀既拓展了针刀的疾病谱，又增强了埋线的疗效，将埋线和针刀无缝结合，集合了多种疗法的优势于一体，开拓了针灸疗法的新领域。

一、术语和定义

1.埋线针刀 一种含有刀刃，并同时具有切割、埋线与注射功能的管形针具。

2.刺 用特制的针具进入人体，进行系列操作的动作。

3.切 一种带刃工具进入人体后，在前进的过程中，进行切割组织。

4.摆 带刃针具成功穿刺进入人体后，操作者以皮肤为支点，摆动针具的动作。

5.刃口线 针具末端与"斜面"相平行的"面"形成的线。

6.纵横切摆 纵横是指针具刃口线的方向和针具在平面空间上移动的方向与动作；切摆是指针具在立体空间上移动的方向与动作。

7.纵切 包括纵向纵切和纵向横切。纵向纵切是针刀的方向为纵向，切割的动作在纵轴的方向上运动；纵向横切是针刃的方向为纵向，切割的动作在横轴的方向上运动。

8.横切 包括横向纵切和横向横切。横向纵切就是针刀的方向为横向，切割的动作在纵轴的方向上运动；横向横切就是针刃的方向为横向，切割的动作在横轴的方向上运动。

9.纵摆 针体在纵轴的方向上摆动。

10.横摆 针体在横轴的方向上摆动。

11.阳性点 埋线针刀操作治疗点，包括痛点、压痛点、条索、结节、挛缩、异常反映点等部位。

12.停、退、改、进 埋线针刀刺入治疗点后，在到达一定深度，但未触及骨面时，则停止继续刺入动作，退针稍许，改变进针角度及方向，再次缓慢推进。

13.线体对折旋转埋线术 埋线针刀去掉针芯，并取一段可吸收性外科缝线，放入针的前端，线在孔内孔外的长度基本保持相同。刺入穴位时，线在针尖处被压形成对折，在确保针孔外的线体进入皮肤并获得针感后，旋转针体360°后，退出针体。

14.手卡指压式星状神经节埋线术 仰卧位，使枕部与背部处于同一高度或将一薄枕置于双肩下，使头尽量后仰，以充分暴露颈部。面向上方，颏部抬向前。口微张开以减小颈前肌张力，且易触及颈7横突。操作者应位于病人的右侧。术区常规消毒，戴无菌手套。手卡：术者左手四指与拇指分开，四指抵于薄枕或者紧靠于患者颈部，做卡颈状动作，以确保操作时押手的相对稳定。指压：拇指在"定位"处再次做"定点"时的动作，以确保"进针点"的准确性，然后松开拇指，使拇指轻轻触及皮肤；右手持针，针斜口面对拇指，针尖触及"进针点"皮肤，拇指与针尖同时向下移动，拇指将胸锁乳突肌、颈总动脉、颈静脉推向外侧，触及颈动脉波动，确认已经把颈动脉控制在指腹下。穿刺：继续向下移动，当到达颈7横突前结节时有明显的抵抗感，稍作停顿后，左手拇指固定，右手向下快速突破，针尖所到之处即为颈7横突前结节；退针0.2cm，右手持针固定不动，左手拇指轻轻抬起，以颈部皮肤随之而起为度，此时标志穿刺获得成功。之后，进行下一步操作（注射、埋线或者松解），出针，按压片刻，创可贴贴敷即可。

15. 三点一线式蝶腭神经节埋线术 常规消毒，并戴无菌手套。刺手持针，针刺方向与额状面呈15°，与矢状面呈75°，与水平面呈15°，总的进针方向为前内上。触摸同时，让患者头向对侧适当倾斜，并稍许向后仰，将神经节、进针点、术者视线三点连成一线，即可使进针点抬高至与蝶腭神经节位置等高，只须向前平行刺进，更易命中。缓慢提插，探索进针，当到达蝶腭神经节时，可获得明显的针感：同侧目内眦下至口角有麻木、胀、重感；齿痛或放电样酸胀感；同侧面部产生剧烈电击感；鼻内有喷水样感；鼻腔紧缩感；鼻内吹风样感。上述针感可单独出现，亦可同时出现。

16.分筋拨脉式颈动脉窦埋线术 术区消毒，戴无菌手套，术者左手四指与拇指分开，四指抵于薄枕或者紧靠于患者颈部，做卡颈状动作，以确保操作时押手的相对稳定。分筋拨脉：拇指指腹感受颈动脉搏动，用指腹及指尖分开胸锁乳突肌，将颈动脉搏动控制于指腹一侧。刺入：右手持针，针斜口面对拇指，针尖触及"进针点"皮肤，拇指与针尖同时向下移动，拇指将胸锁乳突肌、颈总动脉、颈内静脉推向外侧，触及颈动脉波动，确认已经把颈动脉控制在指腹下；继续向下移动，当到达颈4横突前结节时有明显的抵抗感，稍作停顿后，左手拇指固定，右手向下快速突破，针尖所到之处即为颈4横突前结节。退针0.2cm，右手持针固定不动，左手拇指轻轻抬起，以颈部皮肤随之而起为度，此时标志穿刺获得成功。之后，进行下一步操作（注射、埋线或者松解），出针，按压片刻，创可贴贴敷即可。

17.推寰循经式迷走神经埋线术　以穿刺右侧为例，施术者立于患者右侧，左手四指握于患者项部，左手拇指紧压寰椎横突尖，右手持埋线针刀，刃口线与人体纵轴平行，针体与冠状面平行，快速突破皮肤，到达寰椎横突尖后，再向前缓慢推进约0.5~0.7cm，旋转埋线针刀，留线，缓慢出针，按压针孔片刻。

二、操作步骤与要求

（一）操作前的准备

1.工具选择　应根据病情需要和操作部位，选择不同型号的专用穴位埋线针刀和可吸收性外科缝线。所选针具应光滑、无锈蚀，针刃应锐利、无卷刃，针柄应牢固、无松动；符合中华人民共和国国家标准《一次性使用无菌注射针标准（GB 15811）》的相关要求。可吸收性外科缝线，应符合中华人民共和国医药行业标准《可吸收性外科缝线（YY 1116-2010）》的要求。

2.体位选择　执行GB/T 21709.10 针灸技术操作规范 第10部分：穴位埋线的规定。

3.环境空气与物体表面卫生要求　治疗室应相对独立，便于紫外线消毒。

4.医务人员手卫生　执行WS/T 313 医务人员手卫生规范标准的要求。在流动水下，淋湿双手。取适量洗手液（肥皂），均匀涂抹至整个手掌、手背、手指和指缝。认真揉搓双手至少15s，注意清洗双手所有皮肤，包括指背、指尖和指缝，具体揉搓步骤为（步骤不分先后）：掌心相对，手指并拢，相互揉搓；手心对手背沿指缝相互揉搓，交换进行；掌心相对，双手交叉指缝相互揉搓；弯曲手指使关节在另一手掌心旋转揉搓，交换进行；右手握住左手大拇指旋转揉搓，交换进行；将五个手指尖并拢放在另一手掌心旋转揉搓，交换进行；在流动水下彻底冲净双手，擦干，取适量护手液护肤；擦干宜使用纸巾。

5. 防护用品　执行 GB 19083、YY 0469 标准的要求。医用防护口罩执行强制性国家标准 GB19083-2010《医用防护口罩技术要求》，该标准适用于医疗环境下，过滤空气中的颗粒物，阻隔飞沫、血液、体液、分泌物等的自吸过滤式医用防护口罩。医用外科口罩执行强制性行业标准 YY0469-2011《医用外科口罩》，该标准适用于由临床医务人员在有创操作等过程中所佩戴的一次性口罩。主要技术指标包括过滤效率、压力差、微生物指标、环氧乙烷残留量、生物学评价、合成血液穿透、阻燃性能等。

6. 消毒

（1）器械消毒：根据材料选择适当的消毒或灭菌方法，应达到国家规定的医疗用品卫生标准以及消毒与灭菌标准。

（2）部位消毒：用 0.5% 的碘伏在施术部位由中心向外螺旋形消毒。也可采用 2% 碘酒擦拭，再用 75% 乙醇脱碘的方法。然后铺无菌洞巾，治疗点应该在洞巾中间。

（二）施术方法

1. 麻醉　在定点处旁开一定距离选择进针点，局部皮肤消毒后施行局部麻醉。

（1）药物：0.25%~0.5% 盐酸利多卡因注射液，50~300mg。

（2）方法：在拟操作的部位皮内注药形成一皮丘。

如需扩大范围，则再从皮丘边缘进针注药形成第二个皮丘，最终形成一连串皮丘带。故局麻药只有第一针刺入时才有痛感，此即为"一针技术"。必要时作分层注射，即由皮丘按解剖层次向四周及深部扩大浸润范围。每次注药前应回抽注射器，以免注入血管内。

2. 持针　术者左手拇指再次定点并按压固定皮肤，右手拇指、食指持穿有可吸收性外科缝线的埋线针刀，右手中指及无名指指端支于操作点旁，将埋线针刀的开孔斜面及外露线体朝左手拇指，刃口线与身体纵轴平行，使刃口线与重要血管、神经及肌腱走行方向平行，针体与皮面切线位垂直。

3.进针　快速刺入皮肤，缓慢推进到达相应治疗深度。

4.留线　将埋线针刀旋转360°，稍退针身。

5.切摆　切开浅、深筋膜及肌组织，呈线状切开2～4刀，然后选择性地行纵横切摆手法，以针下有松动感为度。

6.穴位注射　将抽好药物或者气体（如臭氧等）的注射器去除针头，接至埋线针刀针尾，回抽无血液，注入物质。

7.退针　缓慢退出埋线针刀，用无菌干棉球（签）按压针孔止血。术毕。

8.术后　宜用无菌敷料包扎，保护创口3～5日。患者宜卧床30分钟，防止施术部位出血。密切关注患者生命体征，出现异常变化时，应及时对症处理。

三、疗程

治疗间隔及疗程，应根据病情及线的吸收程度而定，一般每次治疗间隔时间可为1周至1个月；3次或者6次为一个疗程。

四、注意事项

1.埋线针刀治疗前，患者应签署知情同意书。

2.线在使用前可使用适当的药液、生理盐水浸泡一定时间，同时保证溶液的安全无毒和清洁无菌。

3.操作过程应保持无菌操作，埋线针刀操作后创面应保持干燥、清洁、防止感染。

4.断针的预防和处理方法。

（1）施术者应冷静、嘱患者不要恐惧，保持原有体位，防止埋线针刀残端向机体深层陷入。

（2）若皮肤外尚有埋线针体残端，可用镊子钳出；若埋线针刀残端与皮肤齐平或稍低，但仍能看到残端时，可用拇、食两指按压埋线针刀两边的皮肤，使之下陷，使埋线针刀残端露出皮肤，再用镊子钳出。

（3）当埋线针刀残端完全没入皮肤表面时，若残端下是坚硬的骨面，可用力下压埋线针刀两侧的皮肤，借骨面将残端顶出皮肤；若残端是软组织，可捏住该部肌肉，将残端向上托出。

（4）若残端很短，埋入人体深部，体表无法触及，应采用外科手术方法取出。手术宜就地进行，不宜进行搬动移位。必要时，可借助X线检查定位。

5.若发生晕针应立即停止治疗，并按照GBT 21709.20-2009针灸技术操作规范第20部分：毫针基本刺法附录F的"针刺异常情况及处理"的晕针处理方法处理。

（1）晕针症状：在针刺过程中，患者突感头晕、目眩、心慌、恶心欲吐；重者出现面色苍白，冷汗淋漓，四肢厥冷，心慌气短，脉细弱而数，甚者出现晕厥。

（2）晕针处理：立即停止针刺，或停止留针，将已刺之针迅速起出，让患者平卧，头部放低，松开衣带，注意保暖。轻者给于热水饮之，静卧片刻即可恢复。重者可选取水沟、合谷、足三里等穴点刺或指压。出现晕厥现象时，应采取相应的急救措施处理。

（3）晕针原因：多见于初次接受治疗的患者，可因情绪紧张、体质虚弱、劳累过度、饥饿或大汗之后均可引起晕针；患者体位不当，施术者手法过重，也能出现晕针。

（4）晕针预防：对于初次接受针灸治疗和精神紧张者，应先做好解释工作。对初次就诊者，尽量采取卧位，取穴不宜过多，刺激切勿过重。对于饥饿、过度疲劳者，应待其进食、体力恢复后再进行针刺。在行针时医生要密切注意患者，见稍有晕针征兆，如面色有变化、额角微见汗、语言应对謇涩等，应立即点刺水沟，令其平卧，则可解除晕针于前兆之中。

6.埋线针刀操作结束后，拟留置体内的可吸收性外科缝线线头不应露出体外，如果暴露体外，应给予相应处理。

（1）可将线头抽出重新操作。

（2）如果线头暴露较短，可用拇、食指指腹提捏施术部位组织，使线头进入机体体内；如果线头暴露较长，可用持针器将暴露的线头用无菌剪刀紧贴皮肤剪断暴露的部分。

7.埋线针刀操作后应进行定期随访，并及时处理术后反应。术后反应的处理方法如下。

（1）在术后1~5天内，由于损伤及线的刺激，埋线针刀局部出现红、肿、热、痛等无菌性炎症反应，少数病人反应较重，伤口处有少量渗出液，此为正常现象，一般不需要处理。若渗液较多，可按疖肿化脓处理，进行局部的排脓、消毒、换药，直至愈合。

（2）局部出现血肿一般24小时内先予以冷敷止血，24小时以后再行热敷消瘀。

（3）少数病人可有全身反应，表现为埋线后4~24小时内体温上升，一般在38℃左右，局部无感染现象，持续2~4天后体温可恢复正常。如出现高热不退，应酌情给予消炎、退热药物治疗，或者嘱患者立即就诊。

（4）由于埋线针刀疗法间隔较长，宜对埋线针刀患者进行不定期随访，了解患者埋线针刀后的反应，及时给出处理方案。

（5）如病人对线过敏，治疗后出现较为严重的局部红肿、瘙痒、发热等反应，甚至切口处脂肪液化，线体溢出，应适当作抗过敏处理，必要时切开取线。

8.有出血倾向的患者慎用埋线针刀疗法。

9.术后嘱咐患者起居有节，饮食清淡，避免剧烈活动，保持针眼处的干净卫生。

五、禁忌证

1.埋线针刀疗法，应根据不同治疗部位选择适当的深度和角度，治疗的部位不应妨碍机体的正常功能和活动；应避免伤及内脏、脊髓、大血管和神经干，不应埋入关节腔内。

2.在皮肤局部有皮肤病、炎症或溃疡破损处，禁施本疗法。

3.对有其他各种疾病导致皮肤和皮下组织吸收和修复功能障碍者，禁施本疗法。

4.对凝血碍或有心、脑、肾脏衰竭者，或患有严重代谢性疾病者，或施术部位有重要血管、神经及重要脏器而施术时无法避开者，禁施本疗法。

5.对孕妇的小腹部和腰骶部，以及其他一些忌用针灸的穴位，禁施本疗法。

6.在患者出现精神紧张、大汗、劳累后或饥饿时，禁施本疗法。

六、对施术者的要求

1.埋线针刀疗法，应在具备资质的医疗机构内开展，术者应为执业医师。

2.施术者应经过规范化的专业培训，并取得培训合格证；操作时，至少需要2名医务人员同时在场。

3.操作时，选用的针具和线体，必须符合规范要求。

第二节　常用阳性点与处方

埋线针刀疗法应根据患者的病情，选取适当的穴位或者阳性反应点。目前，埋线针刀疗法以处方的形式整理出了多种病症的操作方法。

一、星状神经节点

1.**定位**　患者取仰卧位，星状神经节点体表投影位置，大致在胸锁关节上2cm，正中线旁开1.5cm，胸锁乳突肌内侧缘。术者左手拇指在"定位"处接触皮肤，轻轻按压，以病人可耐受为度，当触及颈动脉搏动时，把颈动脉控制在指腹下，将胸锁乳突肌、颈总动脉、颈内静脉推向外侧，使之与气管、食管分开，再继续轻柔地向下按压，可触及明显的抵抗感，此为颈7横突前结节，此处为"进针点"，标记之。（图4-1、图4-2）

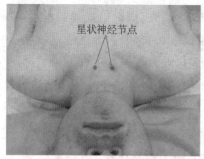
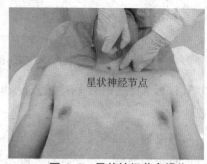

图4-1　星状神经节点　　　　图4-2　星状神经节点操作

2.主治 全身性以及各脏腑阴阳失调等各种病证。

（1）全身性疾患：自主神经功能紊乱、原发性高血压、原发性低血压、甲状腺功能亢进症、甲状腺功能减退症、厌食症、过食症、体位性血压异常、失眠症、全身多汗症、白癣、皮肤瘙痒、脂溢性皮炎、脑卒中后疼痛、多发性硬化、重症肌无力、带状疱疹、单纯性疱疹、传染性单核细胞增多症、慢性疲劳综合征、反射性交感神经萎缩症、幻肢痛、断肢痛、糖尿病。

（2）头部疾患：脱发、头痛（包括偏头痛、紧张性头痛、群集性头痛、颞动脉炎性头痛）、眩晕、脑血栓、脑血管痉挛、脑梗死等。

（3）面部疾患：周围性面神经麻痹、非典型性面部疼痛、咀嚼肌综合征、颞下颌关节紊乱综合征。

（4）眼部疾患：视网膜血管闭塞、视网膜色素变性、葡萄膜炎、视神经炎、黄斑囊样水肿、角膜溃疡、白内障、瞳孔紧缩、飞蚊症、视觉疲劳、屈光异常。

（5）耳鼻喉科疾患：慢性副鼻窦炎、急性副鼻窦炎、过敏性鼻炎、突发性耳聋、渗出性中耳炎、梅尼埃病、良性发作性眩晕、鼻塞、扁桃体炎、耳鸣、咽喉部感觉异常、嗅觉障碍。

（6）口腔疾患：拔牙后疼痛、舌痛、口内炎、舌炎、口唇炎、口内黏膜干燥症。

（7）颈肩及上肢疾患：雷诺病、急性动脉闭塞症、颈肩臂综合征、外伤性颈部综合征、胸廓出口综合征、肩关节周围炎、术后浮肿、乳腺切除术后综合征、网球肘、腱鞘炎、颈椎病、关节炎、掌多汗症、上肢冻伤及冻疮、甲周围炎、甲纵裂症、狐臭。

（8）循环系统疾患：心肌梗死、心绞痛、窦性心动过速、心脏神经症。

（9）呼吸系统疾患：慢性支气管炎、肺栓塞、肺水肿、过度换气综合征、支气管哮喘。

（10）消化系统疾患：过敏性肠炎、溃疡性结肠炎、胃炎、胃溃疡、克罗恩病、消化性溃疡、便秘、腹泻、痔疮等。

（11）妇产科疾患：月经异常、围绝经期综合征、子宫切除后自主神经功能紊乱、不孕症。

（12）肾、泌尿及男性生殖疾患：神经性尿频、夜尿症、尿失禁、肾盂肾炎、IgA肾病、游走肾、前列腺炎、不育。

（13）腰及下肢疾患：腰痛、膝关节痛、足癣、肢端肿痛、鸡眼、下肢冻伤及冻疮。

二、蝶腭神经节点

1.**定位**　患者取仰卧位或侧卧位或端坐位。颧弓下缘与下颌骨冠突后缘交界处为蝶腭神经节点的体表投影点。术者拇指按在下颌骨乙状切迹内，指尖处即为进针点，相当于"下关"前下方处。（见图4-3、图4-4）

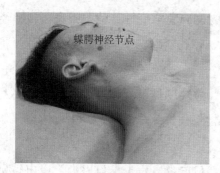 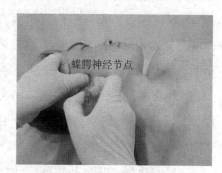

图4-3　蝶腭神经节点　　　　　　图4-4　蝶腭神经节操作

2.**主治**　鼻炎、面神经麻痹、咽炎、扁桃体炎等。

三、颈动脉窦点

1.**定位**　患者取仰卧位，颈动脉窦点平甲状软骨上缘，位于胸锁乳突肌前缘，颈动脉搏动处。（图4-5、图4-6）

2.**主治**　高血压病等。

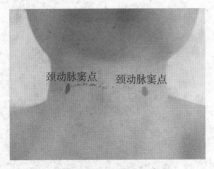

图4-5 颈动脉窦点

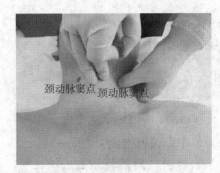

图4-6 颈动脉窦点操作

四、迷走神经节点

1.定位 患者取仰卧位，乳突尖下方、寰椎横突前缘处。（图4-7）

2.主治 甲状腺功能异常、冠心病、高血压、心律失常、慢性胃炎、结肠炎、2型糖尿病、癫痫、抑郁症、性功能障碍等等。

五、枕五针

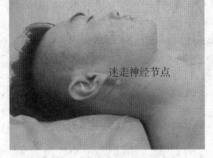

图4-7 迷走神经节点

1.定位

项中点：头后正中线上，枕外隆突正中向下（2.0±0.5）cm处。

项A点：枕外隆突正中向下（2.0±0.5）cm，旁开（2.0±0.5）cm处，左右各一点。

项B点：枕外隆突正中向下（2.0±0.5）cm，旁开（4.0±0.5）cm处，左右各一点。

枕外隆凸与乳突的弧形连线即上项线，向下平移（2.5±0.5）cm即为下项线。将一侧的上下项线形成的区域分三等份，中内1/3点即为项A点，中外1/3点即为项B点。项A点及项B点左右各一点。枕五针均应在上项线和下项线之间的区域内。（图4-8）

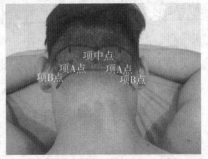

图4-8 枕五针

2.**主治** 高血压病、椎动脉型颈椎病、偏头痛、枕大神经痛、失眠等。

六、椎五针

1.定位

项A点：同上。

枢中点：枢椎棘突中间一点。

枢外点：枢椎棘突左右各一点。（图4-9）

2.**主治** 椎动脉型颈椎病及交感神经型颈椎病等。

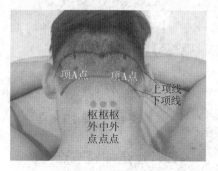

图4-9 椎五针

七、项五针

1.定位

项中点：同上。

枢外点：枢椎棘突左右各一点。

肩胛点：肩胛骨内上角左右各一。（图4-10）

2.**主治** 颈型颈椎病、项韧带钙化及肩胛提肌损伤等。

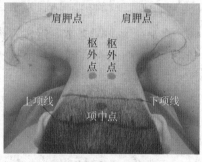

图4-10 项五针

八、颈五针

1.定位

颈中点：后正中线第四、五颈椎棘突之间一点。

关节柱点：第四、五颈椎棘突旁开2cm，左右各一共4点。（图4-11）

2.**主治** 神经根型颈椎病等。

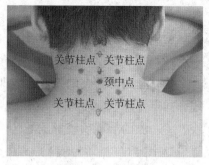

图4-11 颈五针

九、冈五针+喙一针+峰一针

1.定位

冈上肌点：位于冈上窝内阳性点处，相当于秉风穴处，故也称秉风点。

冈下肌点：位于冈下窝内阳性点处，相当于天宗穴处，故也称天宗点。

大圆肌点：位于肩胛骨外侧缘大圆肌阳性点处。

小圆肌点：位于肩胛骨外侧缘小圆肌阳性点处。

巨骨点：位于肩胛冈与锁骨肩峰端之间凹陷处，相当于巨骨穴处。（图4-12）

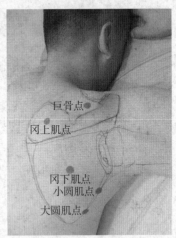

图4-12 冈五针

喙突点：位于喙突之阳性点处。（图4-13）

肩峰点：位于肩峰最外侧端与肱骨大结节之间的缝隙，其深层为肩峰下滑囊。（图4-14）

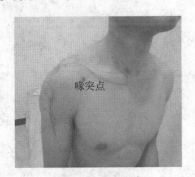

图4-13 喙突点

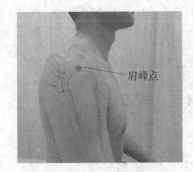

图4-14 肩峰点

2.主治 肩周炎、冈上肌损伤、冈下肌损伤、大圆肌损伤、小圆肌损伤、肩胛上神经卡压综合征、肩峰下滑囊炎等。

十、菱五针

1定位

大椎点：第七颈椎棘突和第一胸椎棘突的中点凹陷中。

小菱点：第六、七颈椎棘突两侧阳性点，左右各一共两点。

大菱点：第一至第四胸椎棘突两侧阳性点，左右各一共两点。（图4-15）

2.主治 菱形肌损伤、背肌筋膜炎等。

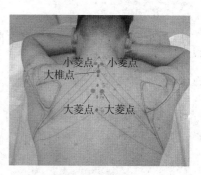

图4-15 菱五针

十一、突五针

1.定位

腰中点：正中线上，在病变腰椎间盘棘突之间一点，或阳性点。

关节突关节点：病变腰椎间盘上下棘突旁开2.5～3cm（或阳性点），共4点。（图4-16）

2.主治 腰椎间盘突出症等。

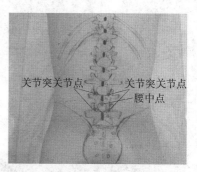

图4-16 突五针

十二、损五针

1.定位

腰中点：同上。

横突点：腰椎横突尖端压痛最明显处，共4点。多见于第三、五腰椎横突。（图4-17）

2.主治 腰肌劳损、第三腰椎横突综合征、髂腰韧带损伤等。

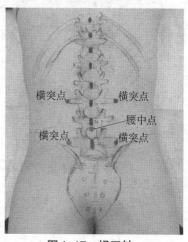

图4-17 损五针

十三、臀五针

1.定位

髂前点：髂前上棘后缘约2cm附近的阳性点。

臀上点：髂前上棘与髂后上棘之间的髂嵴上缘下方约3cm附近的阳性点。

臀中点：髂前上棘与髂后上棘连线中点附近的阳性点。

环跳点：在股外侧部，侧卧屈股，股骨大转子最凸点与骶管裂孔连线的外三分之一与中三分之一交点附近的阳性点。

转子上点：股骨大转子最凸点上方凹陷（约2~3cm处）的阳性点。（图4-18）

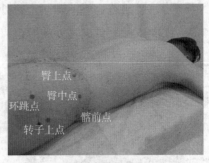

图4-18 臀五针

2.主治

臀上皮神经卡压综合征、臀中肌损伤、梨状肌综合征、膝骨关节炎、坐骨神经痛等。

十四、膝五针

1.定位

血海点：屈膝，在大腿内侧，髌底内侧端上（3.5±0.5）cm，当股四头肌内侧头的隆起处。

梁丘点：屈膝，在大腿前侧，当髂前上棘与髌底外侧端的连线上，髌底上（3.5±0.5）cm。

内膝眼点：屈膝，在髌骨与髌韧带内侧凹陷处。

外膝眼点：屈膝，在髌骨与髌韧带外侧凹陷处。

阳陵泉点：在小腿外侧，当腓骨头前下方凹陷处。（图4-19）

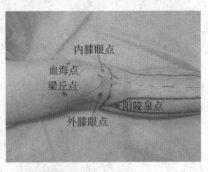

图4-19 膝五针

2.主治

膝骨关节炎、膝痛症等。

十五、肘五针

1.定位

肱骨外上髁点：肱骨外上髁处的阳性点。（图4-20）

肱骨内上髁点：肱骨内上髁处的阳性点。（图4-21）

旋前圆肌点：旋前圆肌走行处的阳性点。（图4-22）

鹰嘴点：尺骨鹰嘴处的阳性点。（图4-23）

肘管点：肱骨内上髁后方及尺骨鹰嘴间（尺神经沟）的内侧缘。（图4-24）

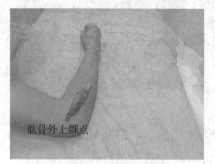

图4-20 肱骨外上髁点

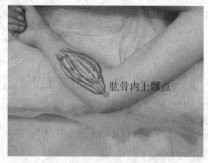

图4-21 肱骨内上髁点

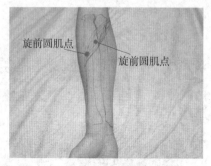

图4-22 旋前圆肌点

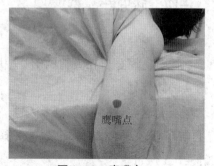

图4-23 鹰嘴点

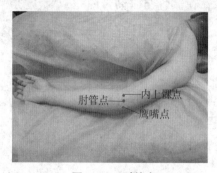

图4-24 肘管点

2.主治

外上髁点：肱骨外上髁炎。

内上髁点：肱骨内上髁炎。

旋前圆肌点：旋前圆肌综合征。

鹰嘴点：尺骨鹰嘴滑囊炎。

肘管点：肘尺管综合征。

十六、腘五针

1.定位

腓内点：腓肠肌内侧头起点处的阳性点。

腓外点：腓肠肌外侧头、跖肌起点处的阳性点。

腘肌点：腘肌起止点之间的阳性点。

腓骨头点：比目鱼肌起点或者股二头肌止点或者膝外侧副韧带处的阳性点。（图4-25）

鹅足点：缝匠肌、股薄肌、半膜肌、半腱肌止点、膝内侧副韧带处的阳性点。（图4-26）

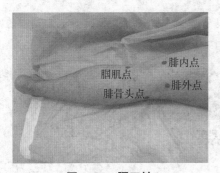

图4-25 腘五针1

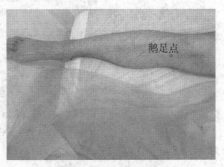

图4-26 腘五针2

2.主治 膝骨关节炎、膝痛等。

十七、足五针

1.定位

内踝后上点、内踝后下点：内踝后缘的上下2点（相距约1cm）。跗管内神经等各内容物为后上、前下斜线方向走行，与小腿纵轴线前下方约呈30°

角，即在胫后动脉搏动的前上部。(图4-27)

跗骨窦口点：外踝前下方凹陷中，相当于丘墟穴，穿刺针可到达其内踝下缘处的照海穴。(图4-28)

足底内侧点、足底外侧点：作足内踝及外踝的垂线，并在足底连线，把足底的线段平均分成三等份，内侧的等分点为足底内侧点，外侧的等分点为足底外侧点。(图4-29)

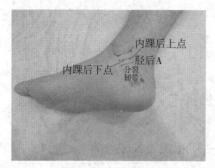

图4-27　足五针1

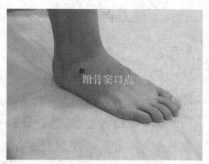

图4-28　足五针2

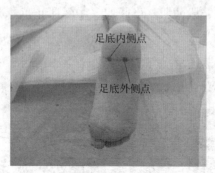

图4-29　足五针3

2.主治

内踝后上点、内踝后下点：跗管综合征。

跗骨窦口点：骨窦高压综合征。

足底内侧点、足底外侧点：跟骨骨刺。

十八、掌五针

1.定位

列缺点：桡骨茎突最高点或者阳性点。(图4-30)

腕近点：掌长肌腱尺侧缘掌指端延长线上，距离远端腕横纹 0.5cm 处。

腕远点：掌长肌腱尺侧缘掌指端延长线上，距离远端腕横纹 1.5cm 处。

拇指点：拇掌指横纹近侧缘凹陷处（骨沟）阳性点。

四指点：掌指关节掌侧阳性点。（图4-31）

2.主治 腕管综合征、桡骨茎突狭窄性腱鞘炎、腱鞘炎等。

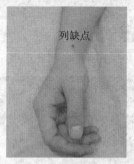

图4-30 掌五针1

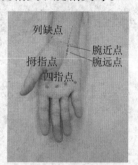

图4-31 掌五针2

十九、股五针

1.定位

转子上点：股骨大转子尖上方凹陷中的阳性点（转子尖上2～3cm处）。（图4-32）

转子前点：腹股沟韧带中点（股动脉搏动处）垂直向下 2～3cm，再平行向外 2～3cm 处。（图4-33）

转子后点：髂后下棘与股骨大转子最外侧点连线的中外 1/3 点处。（图4-34）

小转子点：股骨小转子处。（图4-35）

耻长薄短大点：耻骨支下方和坐骨支前方之内收肌附着处的阳性点。（图4-36）

2.主治 股骨头坏死等。

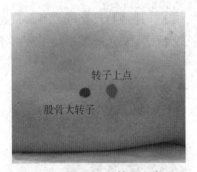

图4-32 转子上点

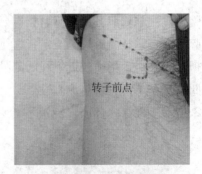

图4-33 转子前点

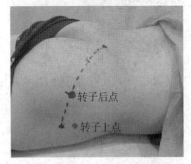

图4-34 转子后点

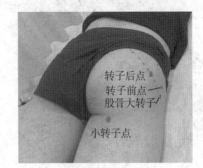

图4-35 小转子点

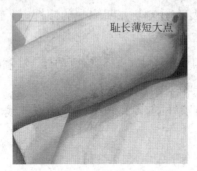

图4-36 耻长薄大点

二十、强五针

1.定位

星状神经节点：第七颈椎横突前结节。

迷走神经点：乳突尖下方，寰椎横突前缘处。

脊中点：脊椎棘突间中点处。

关节突点：脊椎关节突之处。后正中线旁开 2.5～3cm（或阳性点）。

横突点：脊椎横突尖点以及脊椎横突间阳性点。（图4-37）

2.主治 强直性脊柱炎等。

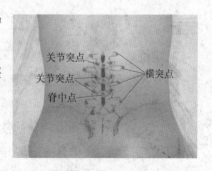

图4-37 强五针

二十一、湿五针

1.定位

星状神经节点：第七颈椎横突前结

迷走神经点：乳突尖下方，寰椎横突前缘处。

膈俞点：第七胸椎棘突下旁开1.5寸。（图4-38）

脾俞点：第十一胸椎棘突下旁开1.5寸。（图4-39）

肾俞点：第二腰椎棘突下旁开1.5寸。（图4-40）

2.主治 类风湿关节炎等。

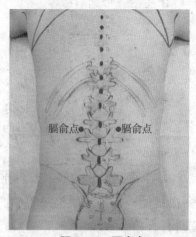

图4-38 膈俞点

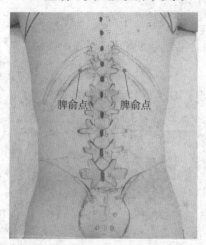

图4-39 脾俞点

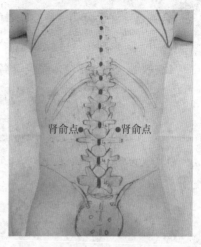

图4-40 肾俞点

二十二、疱五针

1.定位

星状神经节点：第七颈椎横突前结节。

夹脊穴点：各脊椎棘突下两侧，后正中线旁开0.5寸。

脾俞点：第十一胸椎棘突下旁开1.5寸。

肾俞点：第二腰椎棘突下旁开1.5寸。

天应穴点：疱疹局部。

2.主治　带状疱疹等。

二十三、齿五针

1.定位

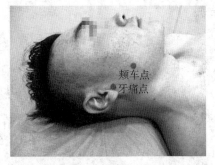

蝶腭神经节点：颧弓下缘、下颌骨乙状切迹内、髁突与冠突之间略下方1~2cm处。

颊车点：下颌角前上方，耳下大约一横指处，咀嚼时肌肉出现的凹陷处。（图4-41）

图4-41　颊车点、压痛点

牙痛点：耳垂正前方正中间处，在耳前下颌骨外缘凹陷处。（图4-41）

合谷点：在手背第一、二掌骨间，当第二掌骨桡侧的中点处。（图4-42）

太冲点：位于足背侧，第一、二跖骨结合部之前凹陷处。（图4-43）

2.主治　牙周炎、牙龈炎等各类牙痛。

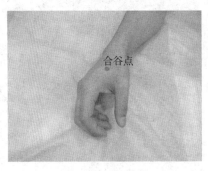

图4-42　合谷点

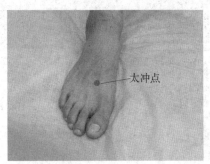

图4-43　太冲点

二十四、胃五针

1.定位

星状神经节点：第七颈椎横突前结节。

迷走神经点：乳突尖下方、寰椎横突前缘处。

足三里点：在小腿前外侧，当犊鼻下3寸，距胫骨前缘一横指（中指）。（图4-44）

内关点：当曲泽与大陵的连线上，腕横纹上2寸，掌长肌腱与桡侧腕屈肌腱之间。（图4-45）

胃俞点：第十二胸椎棘突下旁开1.5寸。（图4-46）

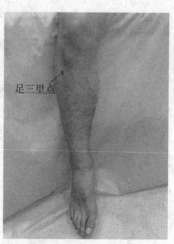

图4-44 足三里点

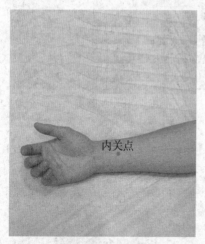

图4-45 内关点

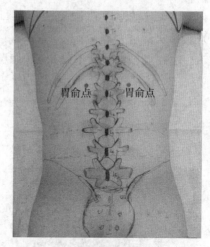

图4-46 胃俞点

2.主治 胃炎、胃及十二指肠溃疡等。

二十五、腹五针

1.定位

星状神经节点：第七颈椎横突前结节。

迷走神经点：乳突尖下方，寰椎横突前缘处。

公孙点：足内侧缘，当第一跖骨基底部的前下方。（图4-47）

脾俞点：第十一胸椎棘突下旁开1.5寸。

足三里点：在小腿前外侧，当犊鼻穴下3寸，距胫骨前缘一横指（中指）。

2.主治 慢性结肠炎、肠易激惹综合征、腹泻、胃肠功能紊乱等。

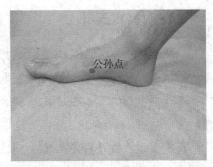

图4-47 公孙点

二十六、经五针

1.定位

星状神经节点：第七颈椎横突前结节。

迷走神经点：乳突尖下方、寰椎横突前缘处。

次髎点：在髂后上棘与后正中线之间，适对第二骶后孔。（图4-48）

十七椎下点：在腰部，当后正中线上，第五腰椎棘突下，俯卧取之。（图4-49）

三阴交点：在小腿内侧，当足内踝尖上3寸，胫骨内侧缘后方。（图4-50）

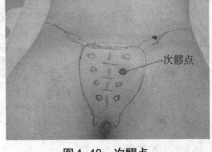

图4-48 次髎点

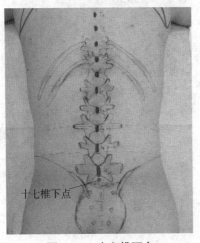

图4-49 十七椎下点

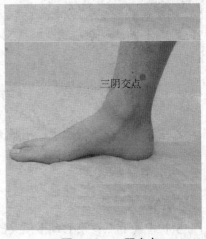

图4-50 三阴交点

2.主治　月经不调、痛经、功能性子宫出血、不育不孕、多囊卵巢综合征等妇科疾病。

二十七、痛风五针

1.定位

星状神经节点：第七颈椎横突前结节。

迷走神经点：乳突尖下方、寰椎横突前缘处。

脾俞点：第十一胸椎棘突下旁开1.5寸。

肾俞点：第二腰椎棘突下旁开1.5寸。

丰隆点：位于小腿前外侧，外踝尖上8寸，胫骨前缘外二横指（中指）处。内与条口相平，当外膝眼（犊鼻）与外踝尖连线的中点。（图4-51）

2.主治　痛风等。

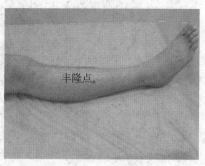

图4-51　丰隆点

二十八、压五针

1.定位

颈动脉窦点：甲状软骨上缘，第四颈椎横突前结节，相当于人迎穴。

降压点：第六、七颈椎棘突之间旁开2寸。（图4-52）

曲池点：屈肘呈直角，肘横纹桡侧端与肱骨外上髁连线的中点。（图4-53）

太冲点：位于足背侧，第一、二跖骨结合部之前凹陷处。

足三里点：在小腿前外侧，当犊鼻下3寸，距胫骨前缘一横指（中指）。

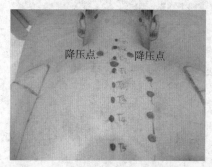

图4-52　降压点

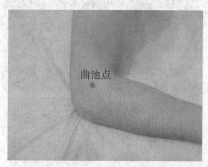

图4-53　曲池点

2.主治 高血压病等。

二十九、糖五针

1.定位

星状神经节点：第七颈椎横突前结节。

胰俞点：第八胸椎棘突下旁开1.5寸。（图4-54）

地机点：小腿内侧，当内踝尖与阴陵泉穴的连线上，阴陵泉穴下3寸。（图4-55）

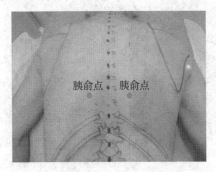

图4-54 胰俞点

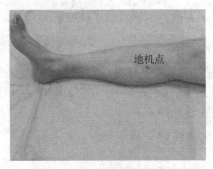

图4-55 地机点

关元点：在下腹部，前正中线上，当脐下3寸。（图4-56）

内关上点：当曲泽与大陵的连线上，腕横纹上4寸，掌长肌腱与桡侧腕屈肌腱之间。（图4-57）

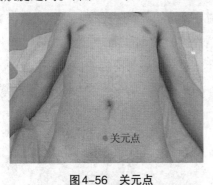

图4-56 关元点

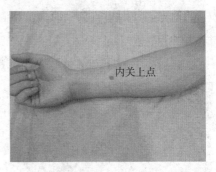

图4-57 内关上点

2.主治 糖尿病等。

三十、风五针

1.定位

星状神经节点：第七颈椎横突前结节。

颈动脉窦点：甲状软骨上缘，第四颈椎横突前结节，相当于人迎穴。

丰隆点：位于小腿前外侧，外踝尖上8寸，胫骨前缘外二横指（中指）处。内与条口相平，当外膝眼（犊鼻）与外踝尖连线的中点。

内关点：当曲泽与大陵的连线上，腕横纹上2寸，掌长肌腱与桡侧腕屈肌腱之间。

三焦俞点：第一腰椎棘突下旁开1.5寸。（图4-58）

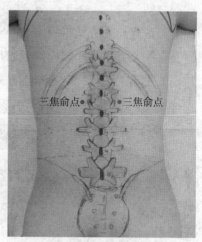

图4-58 风五针

2.主治 脑梗死、脑出血后遗症等。

三十一、胖五针

1.定位

星状神经节点：第七颈椎横突前结节。

迷走神经点：乳突尖下方、寰椎横突前缘处。

丰隆点：位于小腿前外侧，外踝尖上8寸，胫骨前缘外二横指（中指）处。内与条口相平，当外膝眼（犊鼻）与外踝尖连线的中点。

足三里点：在小腿前外侧，当犊鼻下3寸，距胫骨前缘一横指（中指）。

内关点：当曲泽与大陵的连线上，腕横纹上2寸，掌长肌腱与桡侧腕屈肌腱之间。

2.主治 单纯性肥胖、高脂血症等。

三十二、眠五针

1.定位

星状神经节点：第七颈椎横突前结节。

安眠点：位于项部，当翳风穴和风池穴连线的中点。（图4-59）

内关点：当曲泽与大陵的连线上，腕横纹上2寸，掌长肌腱与桡侧腕屈肌腱之间。

心俞点：第五胸椎棘突下旁开1.5寸。（图4-60）

三阴交点：在小腿内侧，当足内踝尖上3寸，胫骨内侧缘后方。

2.主治 失眠、自主神经功能紊乱等。

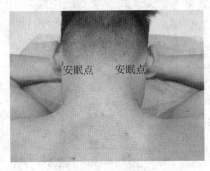
图4-59 安眠点

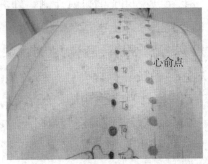
图4-60 心俞点

三十三、喘五针

1.定位

星状神经节点：第七颈椎横突前结节。

膻中点：前正中线，平第四肋间，两乳头连线的中点。（图4-61）

定喘点：俯卧位或正坐低头，第七颈椎棘突下，旁开0.5寸处。（图4-62）

肺俞点：第三胸椎棘突下旁开1.5寸。（图4-63）

肾俞点：第二腰椎棘突下旁开1.5寸。

2.主治 哮喘、慢性阻塞性肺疾病、慢性支气管炎等。

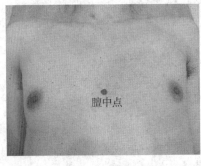
图4-61 膻中点

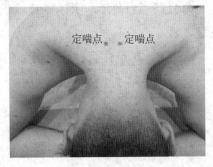
图4-62 定喘点

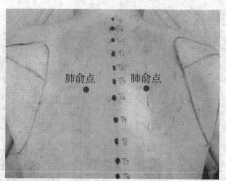

图4-63 肺俞点

三十四、癣五针

1.定位

星状神经节点：第七颈椎横突前结节。

迷走神经点：乳突尖下方，寰椎横突前

缘处。

膈俞点：第七胸椎棘突下旁开1.5寸。

肺俞点：第三胸椎棘突下旁开1.5寸。

风市前点：风市穴前3寸。（图4-64）

2.主治 银屑病等皮肤病。

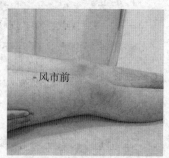

图4-64 风市前点

三十五、荨五针

1.定位

星状神经节点：第七颈椎横突前结节。

迷走神经点：乳突尖下方，寰椎横突前缘处。

风门点：第二胸椎棘突下旁开1.5寸。（图4-65）

风市点：在大腿外侧部的中线上，当腘横纹上7寸。或直立垂手时，中

指尖处。（图4-66）

风市前点：风市穴前3寸。

2.主治 荨麻疹等皮肤病。

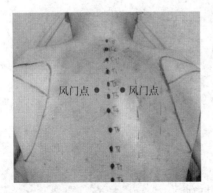

图4-65 风门点

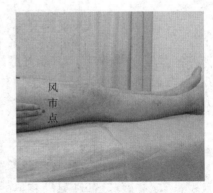

图4-66 风市点

三十六、痘五针

1.定位

星状神经节点：第七颈椎横突前结节。

蝶腭神经节点：颧弓下缘、下颌骨乙状切迹内、髁突与冠突之间略下方1~2cm处。

痤疮点：第7颈椎棘突下凹陷处。（图4-67）

肺俞点：第三胸椎棘突下旁开1.5寸。

血海点：在股前区，髌底内侧端上2寸，股内侧肌隆起处。

2.主治 痤疮等皮肤病。

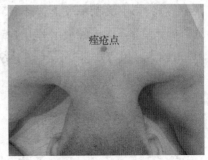

图4-67 痤疮点

三十七、疹五针

1.定位

星状神经节点：第七颈椎横突前结节。

迷走神经点：乳突尖下方，寰椎横突前缘处。

血海点：在股前区，髌底内侧端上2寸，股内侧肌隆起处。

丰隆点：位于小腿前外侧，外踝尖上8寸，胫骨前缘外二横指（中指）处。内与条口相平，当外膝眼（犊鼻）与外踝尖连线的中点。

风市前点：风市穴前3寸。

2.主治 湿疹等皮肤病。

三十八、褐五针

1.定位

星状神经节点：第七颈椎横突前结节。

蝶腭神经节点：颧弓下缘、下颌骨乙状切迹内、髁突与冠突之间略下方1~2cm处。

迷走神经点：乳突尖下方，寰椎横突前缘处。

肾俞点：第二腰椎棘突下旁开1.5寸。

太冲点：位于足背侧，第一、二跖骨结合部之前凹陷处。

2.主治 黄褐斑等皮肤病。

三十九、鼻五针

1.定位

蝶腭神经节点：颧弓下缘、下颌骨乙状切迹内、髁突与冠突之间略下方1~2cm处。

星状神经节点：第七颈椎横突前结节。

印堂点：在人体前额部，当两眉头间连线与前正中线之交点处。仰靠或仰卧位取穴。（图4-68）

迎香点：鼻翼外缘中点旁，当鼻唇沟中。（图4-69）

肺俞点：第三胸椎棘突下旁开1.5寸。

2.主治 鼻炎等。

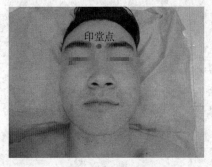

图4-68 印堂点

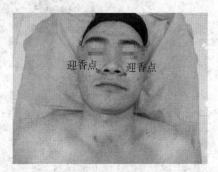

图4-69 迎香点

四十、咽五针

1.定位

蝶腭神经节点：颧弓下缘、下颌骨乙状切迹内、髁突与冠突之间略下方1~2cm处。

星状神经节点：第七颈椎横突前结节。

廉泉点：颈部，当前正中线上，结喉上方，舌骨上缘凹陷处。（图4-70）

天突点：当前正中线上，胸骨上窝中央。（图4-71）

少商点：在拇指桡侧指甲角旁0.1寸（点刺放血）。（图4-72）

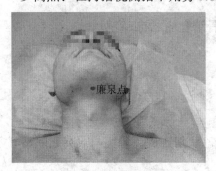 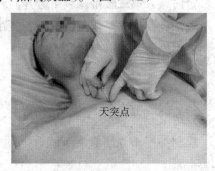

图4-70 廉泉点　　　　　　　　　　图4-71 天突点

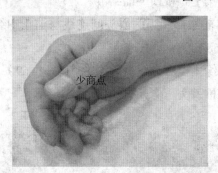

图4-72 少商点

2.主治　咽炎等。

四十一、咳五针

1.定位

星状神经节点：第七颈椎横突前结节。

肺俞点：第三胸椎棘突下旁开1.5寸。

天突点：当前正中线上，胸骨上窝中央。

膻中点：前正中线，平第四肋间，两乳头连线的中点。

八华点：在背部，以不易伸缩的绳子，取两乳间四分之三的长度为边长，做一等边三角形纸片，将其一角置于大椎穴上，使其两下角同等高，两下角处为穴以此类推，再量两次，共计在脊柱两侧得八穴，即八华点。（图4-73）

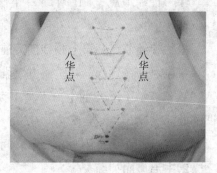

图4-73　八华点

2.主治　咳嗽、慢性支气管炎等。

四十二、挛五针

1.定位

蝶腭神经节点：颧弓下缘、下颌骨乙状切迹内、髁突与冠突之间略下方1~2cm处。

星状神经节点：第七颈椎横突前结节。

翳风点：在颈部，耳垂后方，乳突下端前方凹陷中。（图4-74）

颊车点：下颌角前上方，耳下大约一横指处，咀嚼时肌肉隆起时出现的凹陷处。（图4-75）

扳机点：面肌痉挛发作时的激发点。

2.主治　面肌痉挛等。

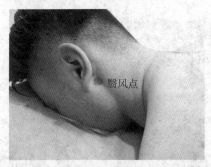

图4-74　翳风点

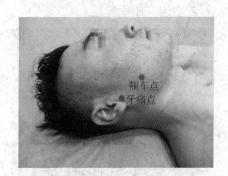

图4-75　颊车点

四十三、痹五针

1.定位

蝶腭神经节点：颧弓下缘、下颌骨乙状切迹内、髁突与冠突之间略下方1~2cm处。

星状神经节点：第七颈椎横突前结节。

翳风点：在颈部，耳垂后方，乳突下端前方凹陷中。

颊车点：下颌角前上方，耳下大约一横指处，咀嚼时肌肉隆起时出现的凹陷处。

合谷点：在手背第一、二掌骨间，当第二掌骨桡侧的中点处。

2.主治 面神经炎等。

四十四、癫五针

1.定位

迷走神经点：乳突尖下方、寰椎横突前缘处。

星状神经节点：第七颈椎横突前结节。

癫痫点：背部正中线，第一胸椎棘突与尾骨端连线的中点，相当于第九或者第十一胸椎棘突尖处。（图4-76）

鸠尾点：位于脐上七寸，剑突下0.5寸。（图4-77）

丰隆点：位于小腿前外侧，外踝尖上8寸，胫骨前缘外二横指（中指）处。内与条口相平，当外膝眼（犊鼻）与外踝尖连线的中点。

2.主治 癫痫等。

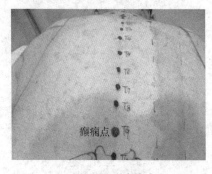

图4-76 癫痫点

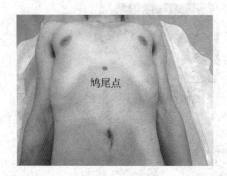

图4-77 鸠尾点

四十五、眩五针

1.定位

星状神经节点：第七颈椎横突前结节。

定晕点：风池穴上1寸。（图4-78）

内关点：当曲泽与大陵的连线上，腕横纹上2寸，掌长肌腱与桡侧腕屈肌腱之间。

肝俞点：第九胸椎棘突下旁开1.5寸。（图4-79）

丰隆点：位于小腿前外侧，外踝尖上8寸，胫骨前缘外二横指（中指）处。内与条口相平，当外膝眼（犊鼻）与外踝尖连线的中点。

2.主治　因心脑血管疾病及内耳、颈椎等疾病引起的眩晕。

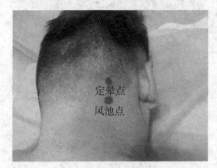

图4-78　定晕点

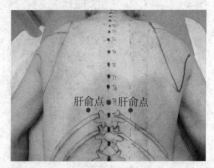

图4-79　肝俞点

四十六、郁五针

1.定位

迷走神经点：乳突尖下方、寰椎横突前缘处。

星状神经节点：第七颈椎横突前结节。

膻中点：前正中线，平第四肋间，两乳头连线的中点。

太冲点：位于足背侧，第一、二跖骨结合部之前凹陷处。

内关点：当曲泽与大陵的连线上，腕横纹上2寸，掌长肌腱与桡侧腕屈肌腱之间。

2.主治　抑郁症。

四十七、性五针

1.定位

迷走神经点：乳突尖下方、寰椎横突前缘处。

星状神经节点：第七颈椎横突前结节。

次髎点：在髂后上棘与后正中线之间，适对第二骶后孔。

举阳点：秩边与环跳连线中点（约当梨状肌下口处）。（图4-80）

阳痿点：肾俞上2.5寸，后正中线旁开1寸。（图4-81）

2.主治　性功能障碍。

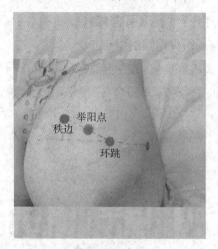

图4-80　举阳点

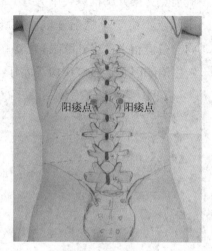

图4-81　阳痿点

四十八、劳五针

迷走神经点：乳突尖下方、寰椎横突前缘处。

星状神经节点：第七颈椎横突前结节。

足三里点：在小腿前外侧，当犊鼻下3寸，距胫骨前缘一横指（中指）。

脾俞点：第十一胸椎棘突下旁开1.5寸。

肾俞点：第二腰椎棘突下旁开1.5寸。

主治：慢性疲劳综合征。

四十九、更五针

迷走神经点：乳突尖下方、寰椎横突前缘处。

星状神经节点：第七颈椎横突前结节。

次髎点：在髂后上棘与后正中线之间，适对第2骶后孔。

内关点：当曲泽与大陵的连线上，腕横纹上2寸，掌长肌腱与桡侧腕屈肌腱之间。

肾俞点：第二腰椎棘突下旁开1.5寸。

主治：更年期综合征（围绝经期综合征）。

五十、列五针

迷走神经点：乳突尖下方、寰椎横突前缘处。

星状神经节点：第七颈椎横突前结节。

会阴点：阴囊根部与肛门连线的中点。

中极点：在下腹部，前正中线上，当脐中下4寸。（图4-82）

次髎点：在髂后上棘与后正中线之间，适对第二骶后孔。

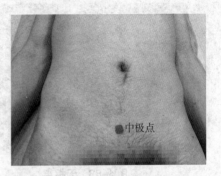

图4-82 中极点

2.主治 前列腺炎、前列腺增生、前列腺肥大等。

五十一、养五针

1.定位

迷走神经点：乳突尖下方、寰椎横突前缘处。

星状神经节点：第七颈椎横突前结节。

足三里点：在小腿前外侧，当犊鼻下3寸，距胫骨前缘一横指（中指）。

三阴交点：在小腿内侧，当足内踝尖上3寸，胫骨内侧缘后方。

肾俞点：第二腰椎棘突下旁开1.5寸。

2.主治 用于养生保健。

五十二、泻五针

1.定位

星状神经节点：第七颈椎横突前结节。

天枢点：腹部，肚脐旁开2寸。（图4-83）

曲池点：屈肘成直角，肘横纹桡侧端与肱骨外上髁连线的中点。

足三里点：在小腿前外侧，当犊鼻下3寸，距胫骨前缘一横指（中指）。

上巨虚点：在小腿前外侧，当犊鼻下6寸，距胫骨前缘一横指（中指）。（图4-84）

2.主治　腹泻。

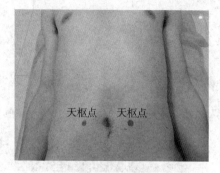

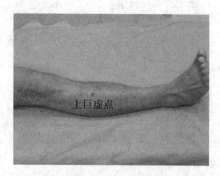

图4-83　天枢点

图4-84　上巨虚点

五十三、痔五针

1.定位

星状神经节点：第七颈椎横突前结节。

二白点：在前臂区，腕掌侧远端横纹上4寸，桡侧腕屈肌腱的两侧。（图4-85）

足三里点：在小腿前外侧，当犊鼻下3寸，距胫骨前缘一横指（中指）。

上巨虚点：在小腿前外侧，当犊鼻下6寸，距胫骨前缘一横指（中指）。

承山点：在小腿后区，腓肠肌两肌腹与肌腱交角处。（图4-86）

2.主治　内痔、外痔、混合痔等。

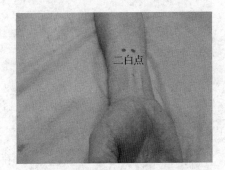

图4-85 二白点

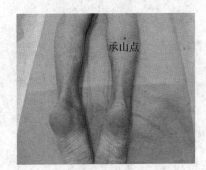

图4-86 承山点

下篇 各论

第五章 骨科病证

第一节 颈椎病

一、概念

颈椎病是指在颈椎间盘退变的基础上，累及周围的相应组织如肌肉、筋膜、脊髓、神经、血管等，并由此引起的有多种临床表现的一类退变性疾病。该病是临床常见病和多发病，其发病率在成人中约为10%~15%，男性多于女性，男女比约为3∶1。近年来该病发病率迅速上升，并呈现低龄化趋势。有资料显示，50岁以上的人群中颈椎病的发病率达25%，60岁以上达50%，70岁以上则更高。伏案工作人群比例大大增加，体育锻炼、户外活动时间锐减，体力劳动强度的减轻，使颈椎病的发病率日益增加，颈椎病给患者带来身体和精神上的苦痛，严重影响了他们的生活质量和工作效率，同时给社会医疗资源造成很大的负担和浪费，已经成为严重危害健康的社会问题。颈椎病的病名虽然在传统中医典籍中没有记载，但其相关临床症状则散见于中医学的"骨痹""阴痹""肩颈痛""肩背痛""痰证""眩晕""颈筋急""痹证""痿证""头痛""项强""颈肩痛"等。

二、病因病机

【西医病因病理】

（一）病因

西医学认为引起颈椎病的病因较多，常将其概括为内因和外因两个方面。

1.内因　颈椎软组织，椎间盘、椎间关节退变，以及颈椎先天性病变是颈椎病发病内在基础。

（1）颈椎软组织：人体颈椎关节在日常生活中活动度很大，具有屈伸旋转侧移的功能，而椎周的软组织则相对薄弱，形成了颈椎周围软组织损害的内在因素。

（2）椎间盘、椎间关节退变：随年龄增长椎间盘自身的变性，椎间关节亦发生变化，加之颈椎的活动大，椎间盘内和颈椎骨关节囊内的压力常处于不均衡状态，微细结构容易受到损伤，促进椎间盘及椎间关节发生退性变。

（3）颈椎先天性病变：常见发育性颈椎椎管狭窄及先天性畸形等。

2.外因

（1）急性外伤：有学者统计临床上5%~15%的颈椎病患者有急性外伤病史，虽然直接引起发病的并不多见，但它确是引发颈椎病的主要原因之一。因为外伤造成的颈椎间盘和颈椎软组织损伤，当时无明显症状（甚至有的患者不能追述外伤病史），一定时间后出现颈椎病临床症状。有人研究认为，青少年时代的某些体育活动如顶立后滚翻、前滚翻、"顶牛"等活动，极易损伤颈椎，这些颈椎外伤是中年后发生颈椎病的重要原因。

（2）慢性劳损：较急性外伤多见。①不良的工作姿势：如长期从事刺绣、缝纫、绘画、书写、电脑工作等，由于长期处于低头位工作，不但颈椎关节因受力不正常而出现过早退变，还可因长期的颈部牵拉造成颈项、背部的肌肉劳损。②不良的睡姿：如枕头过高、沙发上睡觉等，因睡眠时长时间椎间盘内部受力不均影响其含水作用，导致韧带松弛，颈部肌肉关节平衡失调。③不良的生活习惯：如长时间低头打麻将，玩扑克，躺着看书，看电视等，颈项部肌肉长期处于紧张状态，易造成颈部肌肉韧带劳损。④不适当的体育锻炼：如不良运动姿势可导致颈部肌肉反应性紧张和颈椎关节囊的松弛，诱发或加重颈椎间盘、颈椎关节及颈部软组织的损伤。

（3）咽部感染：咽喉壁邻近颈椎的前纵韧带，咽部的炎症可沿淋巴扩展到关节囊，产生关节肿胀充血、脱钙，也可直接刺激邻近的肌肉韧带，使韧带松弛，肌张力减低，颈椎内外平衡失调、上下失稳。颈椎椎体及小关节因此受到损害，促进退变的发生和发展。

（4）过度疲劳：过度疲劳导致颈部肌肉的肌张力发生改变而诱发或加重颈椎病。

（5）内分泌失调：内分泌失调常并发自主神经功能紊乱，可加剧脊柱失稳和颈部肌肉紧张而诱发颈椎病。

（二）病理

颈椎病的发生发展，一是以颈椎间盘为主的退行性改变，二是这种退行性改变的组织和结构必须对相邻组织和结构造成刺激或压迫，从而引起临床症状。

1.椎间盘变性及突出　椎间盘由纤维环、髓核、椎体上下软骨板三者构成，是一个完整的解剖结构，使上下两个椎体紧密连接，维持颈椎正常解剖状态，保证颈椎正常生理功能。

（1）纤维环退变：大约20岁以后纤维环开始发生退变。早期为纤维组织的透明变性，纤维增粗和排列紊乱，进而出现裂纹甚至完全断裂形成裂隙。

（2）髓核变性：髓核变性一般在24岁以后出现。髓核富含有水分与蛋白多糖组织，多在纤维环变性的基础上继发变性。早期水分脱失和吸水功能减退，使髓核的体积减小，正常组织结构渐为纤维组织所取代。

（3）软骨板退变：软骨板退变出现较晚，早期引起功能改变，半透明膜的体液营养物交换减弱；软骨板变薄明显变性后，滋养功能进一步减退甚至完全消失，因此加剧纤维环和髓核的变性与老化。

2.椎间盘边缘变性（骨刺形成阶段）

（1）椎间盘-韧带复合体的形成：椎间盘变性后，髓核组织在高压下向后方突出至韧带下方，局部压力增高，使后纵韧带与椎体后缘分离形成间隙。此过程同时伴有局部微血管的撕裂与出血而形成椎间盘-韧带间隙血肿。该血肿既升高了后纵韧带下的压力，又直接刺激分布与后纵韧带上的窦椎-神经末梢而引起各种症状。

（2）椎体边缘骨赘形成：骨赘形成，一是因椎间盘变性后椎体失稳，失稳的椎体在活动时旋转活动中心改变，椎体应力加大，发生代偿性肥大，主要表现为椎体前后缘应力集中点骨质增生；二是韧带下血肿的机化和钙盐沉积-骨化，最后形成突向椎体前后缘骨赘。

3.椎周软组织改变（继发性改变）

（1）黄韧带肥厚：黄韧带的退变是在颈椎间盘和小关节退变，椎节失稳后的一种代偿性表现。早期表现为韧带松弛，进而增生，肥厚，后期可钙化或骨化。增生的黄韧带若突入椎管内，可使神经根或脊髓受到刺激或压迫而产生临床症状。

（2）前、后纵韧带改变：前后纵韧带对颈椎起稳定作用。退变表现为韧带本身的纤维增生与硬化，甚至钙化或骨化。

（3）项韧带钙化：项韧带参与颈椎的力学平衡，防止颈椎过度前屈。长时间项韧带紧张会导致反应性收缩对抗，致使其发生损害，出现代偿性肥厚，进而钙化和骨化。

（4）椎旁肌肉改变：椎间盘退变，导致椎旁肌肉发生变化，肌肉的劳损和痉挛影响颈椎屈伸度，又加速颈椎退变。

4. 颈椎小关节退变 有两方面的变化：一是关节囊所受牵引力加大，产生充血水肿和增生；二是关节软骨损害退变，波及软骨下形成损伤性关节炎。晚期导致关节间隙变窄和小关节增生，椎间孔前后径及上下径变窄，容易刺激或压迫脊髓神经根和脑脊膜返支窦椎神经，从而产生临床症状。

5. 脊神经根退变 钩椎关节、椎体后缘骨刺、关节失稳、髓核突出等，可造成脊神经根的刺激和压迫。早期神经根袖受压发生水肿和渗出等反应性炎症，此时及时消除病因能够恢复正常。持续压迫可引起粘连性蛛网膜炎甚至蛛网膜粘连，颈椎活动时使神经根易于受到牵拉损伤，最后神经根退变甚至发生变性。

6. 交感神经受损 颈部交感神经较为丰富，颈椎退变骨赘及椎间孔狭窄神经根受损，同时位于局部的交感神经节后纤维同时受累；脊髓受压则侧角的交感神经细胞受累；椎动脉有丰富的交感神经纤维，刺激椎动脉交感神经则发生椎动脉痉挛，脑部缺血出现眩晕等。

7. 椎动脉痉挛 钩椎关节的增生和位移，使椎动脉扭曲和痉挛而发生管腔狭窄，尤其是颈部活动时刺激椎动脉，诱发和加重痉挛，头部血流动力学异常，颅内供血减少，产生眩晕甚或猝倒。

8. 脊髓压迫 髓核、骨赘、增厚内陷的黄韧带以及椎体失稳后的位移可导致椎管狭窄，从而对脊髓产生压迫。前方压迫以椎间盘和骨赘为主。前正中压迫可直接侵犯脊髓前中央动脉和沟动脉。急性压迫可造成血行障碍，组织充血水肿，及时解除致压物，症状会迅速消失。压迫时间长则血管纤维变性，管壁增厚甚至血栓形成。前中央旁或前侧方的压迫主要侵犯脊髓前角与前索，并出现一侧或两侧的椎体束症状。侧方和后方的压迫来自黄韧带与小关节等，主要表现以感觉障碍为主的症状。压迫超过脊髓自身的耐受性则逐渐出现变性、软化、纤维化、脊髓囊性变、空腔形成。

【中医病因病机】

1.风寒湿邪的侵袭　风寒湿邪客于筋脉，注于经络，留于关节，气血失和而痹阻，久之癖血痰痹阻滞经络，或因气血亏损，肝肾不足，不能濡养筋骨，导致经络阻塞，气血运行不畅，造成感觉与运动功能障碍。《素问·痹论》对此作了较为细致的论述："风寒湿三气杂至，合而为痹也。其风气胜者为行痹，寒气胜者为痛痹，湿气胜者为着痹也。"后世多尊此将痹证之邪归为"风寒湿"。说明外受风寒湿邪而注于经络，留于关节，气血失和而痹阻，久之瘀血痰阻经络，出现颈部麻痛等症状。《素问·至真要大论》说："诸痉项强，皆属于湿……湿淫所胜，病冲头目似脱，项似拔。"《灵枢·大惑论》说："故邪中于项，因逢其身之虚……入脑则脑转，脑转则引目系急，目系急则目眩以转矣。"《素问·缪刺论》："邪客于足太阳之络，令人头项肩痛……"《证治准绳》："颈项强急之证，多由邪客三阳经也，寒搏则筋急，风搏则筋弛。"《类证治裁·痹证》："诸痹，风寒湿三气杂合，而犯其经络之阴也。风多则引注，寒多则掣痛，湿多则重着。良由营卫先虚，腠理不密，风寒湿乘虚内袭，正气为邪所阻，不能宣行，因而留滞，气血凝涩，久而成痹。"《证治准绳》云："颈项强急之证，多由邪客三阳经也，寒搏则筋急，风搏则筋弛。"《儒门事亲》："痹病以湿热为源，风寒为兼，三气合则为痹。"又："夫痹之为状，麻木不仁，以风寒湿三气合而成之。"又："此疾之作，多在四时阴雨之时，乃三月九月，太阳寒水用事之月……或频水之地，劳力之人，辛苦失度，触冒风雨，寝处津湿，痹从外入。"

综合上述文献，可认为此病多由于颈部感受风寒湿邪，外邪侵犯督脉及手足三阳经，经脉拘急，阻滞经络，使局部气血运行受阻，不能荣养颈椎，不通则痛，进而引起颈肩部疼痛等一系列神经根型颈椎病的症状。

2.劳伤闪挫　颈部外伤，损伤脉络，离经之血滞留经脉，致气血痹阻；颈部长时间在某种强迫性或被动性体位之下，导致气血失和，经脉不通；因长期劳力过度使体质衰弱，元气虚损，经脉之气不及，气血养筋之功失度，故易见肩背酸痛、肢疲乏力、动作无力等症。日久血瘀痰聚，累及肝肾督脉，病根深入，常缠绵难愈。《医碥》曰："（项强痛）多由风寒邪客三阳，亦有痰滞湿停，血虚闪挫，久坐失枕所致。"明代王肯堂亦言："广人多有挫闪，有久坐并失枕而致项强不可移者，皆由肾虚不能生肝，肝虚不能养筋，故机关不利。"认为诸如闪挫、久坐、失枕等劳损因素均可阻遏气机，气滞血瘀痰阻，导致颈项疼痛，清窍失养致病。《证治准绳》云："颈痛头晕非是风邪，即是气挫，亦有落枕而成痛者……由挫闪及久坐而致颈项不可转移者，皆由肾气不能生肝，肝虚无以养筋，故机关不利。"《仙授理伤续断秘方》："严劳伤筋骨，肩背疼痛"；"损后中风，手足痿痹，不能举动，筋骨乖张，挛缩不伸"。指出"痿""痹"往往是有慢性劳损和外邪共同致病的结果。《张氏医通》："有肾气不循故道，气逆挟脊而上，至肩背痛，或观书对弈久坐而致脊背痛者。"指出长期低头伏案，颈部负荷过度可致颈椎病。蔺道人认为损伤可致"筋骨差爻，举动不能"，颈部外伤后可遗留关节错位，椎体失稳，引发颈椎病。

综合上述分析，可知外伤劳损致使气血留滞，筋骨失养，亦是引起颈椎病的一个重要病因。

3. 年老体虚 清代医家程杏轩总结了《黄帝内经》有关理论，认为"真正病在肾，则病肩、背、颈项痛"，强调了颈椎的病变，其本在肾。所以，从中医的病因病机上说，肾之精气不足是颈椎病的重要原因之一。女子"五七"，男子"五八"前后，其时已"阳明脉衰""肾气衰"，肝肾不足，筋骨懈惰，局部肢体产生慢性疲劳性损伤，导致气血失和，阳气虚衰不足，卫阳不固，腠理空疏，为痹证的形成创造了致病基础。痹阻遂致气滞血瘀，血脉不通，久之失养，筋脉不荣亦加重了局部病症，形成痰瘀互结。《杂病源流犀烛》云："筋急之源，由血脉不荣于筋之故也。"《灵枢·经脉》："脉弗荣则筋急。"《证治准绳》云："邪在肾，则病肩背颈项病。"又："有风，有寒，有湿，有闪挫，有瘀血气滞，有痰积皆标也，肾虚其本也。"《诸病源候论》亦云："体虚弱，若中风寒，随邪所中之筋，则挛急不能屈伸。"肝主筋，肾主骨，随着年龄的增长，肝肾渐亏，筋骨不坚，外邪易侵，发为本病。《医宗必读》："有寒有湿，有风热，有挫闪，有瘀血，有滞气，有痰积，皆标也，肾虚其本也。"《医门法律》曰："非必为风寒湿所痹，多因先天所禀肾气衰薄，阴寒凝聚。"《济生方·痹》亦云："皆因体虚，腠理空疏，受风寒湿气而成痹也。"这些论述说明痹证的形成不仅与风寒湿有关，而且还与劳累、肾亏有关，风寒湿邪之为病必于机体或颈部的正气虚弱之时。即所谓"邪之所凑，其气必虚"。

综合以上诸家之说，引起颈椎病的病因病机主要是风寒湿邪客于筋脉，注于经络，留于关节，气血失和，久之瘀血痰湿阻滞经络，或因气血亏损，肝肾不足，不能濡养筋骨，导致经络阻塞，气血运行不畅，造成感觉与运动功能障碍。本病的病变涉及督脉及手、足太阳、少阳、阳明经。其病变组织在筋骨，部位在督脉和足太阳经循行范围。其病机不外乎"不通"与"不荣"，不通则气血闭塞，不荣则筋脉失养。本病多为本虚标实、虚实夹杂，"新病在气，久病在血，久痛入络"。病之初起，多为风寒湿热之邪乘虚而入，以邪实为主。反复发作，渐进发展，经络长期为邪气壅阻，营卫不行，湿聚为痰，则脉络瘀阻，痰瘀互结。病久入深，气血亏耗，肝肾虚损，筋骨失养，而痰瘀诸邪未能去，此为正虚邪实之证。或有以正虚为主者，亦有以邪实为主者。在本为肝肾亏虚，在标为风、寒、湿邪侵袭及痰血阻滞。同时，劳损、外伤及姿势不当等也是本病发生的重要因素。

三、诊断

颈椎病的诊断标准：

（1）临床表现与X线片所见均符合颈椎病者，可以确诊。

（2）具有典型的颈椎病临床表现，而X线片上尚未出现异常者，应在排除其他疾患的前提下，诊断为颈椎病。但对临床上无主诉与体征，而在X线片上出现异常者，不应诊断为颈椎病，可对X线片上的阳性所见加以描述。

（一）颈型颈椎病

枕颈部痛，颈活动受限，颈肌僵硬，具有头、颈、肩臂疼痛和相应的压痛点，X线片上没有椎间隙狭窄等明显的退行性改变，但可以有颈椎生理曲线的改变，椎间不稳和轻度增生等变化。此型临床上极为常见，是最早期的颈椎病，和神经根型颈椎病的主要区别在于没有手指窜麻、肌肉萎缩等神经根刺激和压迫症状，但有时二者不易截然分开。由于症状较轻，往往重视不够，以致反复发作时病情加重，不少反复落枕的病人多属于此型。

颈型颈椎病的特征可总结为"困"。

（二）神经根型颈椎病

以神经根受累为主要临床表现。

（1）多数在30岁以上发病。起病缓慢，病程较长，反复发作。

（2）颈、肩部疼痛。可向前臂放射。手指呈神经根性分布的麻木及疼痛。症状多为单侧。可伴有头痛、头晕、视物模糊、耳鸣等症。

（3）颈部僵直，活动受限。棘突、棘突旁或沿肩胛骨内缘有压痛点。

（4）特殊检查：①小椎间孔挤压试验（压顶试验）：令患者头偏向患侧，检查者左手掌放于患者头顶部、右手握拳轻叩左手背，则出现肢体放射性痛或麻木，表示椎间孔变小，有根性损害；对根性疼痛厉害者，检查者用双手重叠放于头顶向下加压，即可诱发或加剧症状。当患者头部处于中立位或后伸位时出现加压试验阳性称之为Jackson压头试验阳性。②臂丛牵拉试验：患者低头，检查者一手扶患者头颈部，另一手握患肢腕部，作相反方向推拉，看患者是否感到放射痛或麻木，称为Eaten试验。如牵拉同时再迫使患肢作内旋动作，则称为Eaten加强试验。③上肢后伸试验：检查者一手置于健侧肩部起固定作用、另一手握于患者腕部，并使其逐渐向后、外呈伸展状，以增加对颈神经根牵拉，若患肢出现放射痛，表明颈神经根或臂丛有受压或损伤。

（5）影像学检查：X线正位片可见颈椎侧弯，钩椎关节不对称、增生，棘突侧偏，椎间隙狭窄。侧位片可见颈椎生理曲线变直、中断、成角、反张。CT、MRI检查有助于了解椎间盘突出，骨刺对椎管和椎间孔的侵占情况，以判断脊髓或神经根受压的程度。

神经根型颈椎病的特征可总结为"麻"。

（三）交感神经型颈椎病

以头颈、上肢交感神经功能异常为主要临床表现。

（1）多数病例有轻微的颈、肩痛等神经根刺激征。头痛、枕部痛、头胀、视物模糊、眼发涩或流泪、双侧瞳孔或睑裂大小不等，眼窝部胀痛等；耳聋、耳鸣；一侧面部无汗或多汗；手麻木、肿、发凉；心律不齐，心动过速或过缓等。

（2）有上述交感神经功能紊乱的临床表现，并有神经根刺激征和颈椎病的X线征象：X线片见钩椎增生，椎间孔变狭窄，颈椎生理弧度改变或有不同程度错位。椎动脉造影有受压现象。则可确定诊断。

交感神经型颈椎病的特征可总结为"杂"。

（四）椎动脉型颈椎病

（1）临床上表现为头痛，眩晕，耳鸣，耳聋，视物不清，有体位性猝倒，颈椎侧弯后伸时，症状加重。症状的出现常与头颈转动有关，但无意识障碍。

（2）X线片示横突间距变小，钩椎关节增生。CT检查可显示左右横突孔大小不对称，一侧相对狭窄。椎动脉造影见椎动脉迂曲，变细或完全梗阻。诊断比较困难。需要结合临床综合分析确立诊断。

椎动脉型颈椎病的特征可总结为"晕"。

（五）脊髓型颈椎病

以颈部脊髓受压迫为主要临床表现。

（1）颈肩痛伴有四肢麻木、力量减弱或僵硬。行走笨拙或双脚如踩棉花，甚至不能站立与行走。病程较长，逐渐加重或反复发作。

（2）感觉障碍以痛觉减弱或消失为主；手部肌肉萎缩；四肢肌张力增高；腱反射亢进，可引出病理反射。

（3）脑脊液常规检查及生化检查正常，少数蛋白稍高。

（4）颈椎X线平片所见与神经根型颈椎病相同。CT、MRI检查可以进一步判断对脊髓受压的程度及部位。

脊髓型颈椎病的特征可总结为"软"。

（六）混合型颈椎病

混合型颈椎病是指颈椎间盘及椎间关节退变及其继发改变，压迫或刺激了相邻的脊髓、神经根、椎动脉、交感神经等两种或两种以上相关结构，引起一系列相应的临床表现。混合型颈椎病其实就是多型颈椎病的一种混合表现。主要症状有颈部疼痛、上肢疼痛、麻木等。这是属于神经根型颈椎病的特征表现；同时还可能有头晕、目眩等椎动脉型颈椎病的症状；可能有下肢发紧，步态不稳，手足笨拙等属于脊髓型颈椎病的特征；可能会有头痛、偏头痛以及心慌、多汗等交感神经型颈椎病的表现。在目前的临床实际中，这型颈椎病很常见，临床表现复杂。

混合型颈椎病的特征可总结为"合"。

四、辨证分型

1.风寒湿型 颈、肩、上肢串痛麻木，以痛为主，头有沉重感，颈部僵硬，活动不利，恶寒畏风。舌淡红，苔薄白，脉弦紧。

2.气滞血瘀 颈肩部、上肢刺痛，痛处固定，伴有肢体麻木。舌质暗，脉弦。

3.痰湿阻络 头晕目眩，头重如裹，四肢麻木不仁，纳呆。舌暗红，苔厚腻，脉弦滑。

4.肝肾不足 眩晕头痛，耳鸣耳聋，失眠多梦，肢体麻木，面红目赤。舌红少津，脉弦。

5.气血亏虚 头晕目眩，面色苍白。心悸气短，四肢麻木，倦怠乏力。舌淡苔少，脉细弱。

五、安全操作

（一）颈型颈椎病

1.治疗方案

（1）处方：项五针。

（2）治疗策略：轻症且首次治疗者，可单纯埋线针刀松解治疗；反复治疗、疼痛剧烈者，可同时进行埋线治疗。

2.体位 患者取俯卧且头前屈位，术者坐于患者的头部前方，戴检查手套，用定点笔定点，术区消毒，术者戴无菌手术手套并铺无菌洞巾。

3.针具选择

（1）针具：3.4cm长7号埋线针刀。

（2）线体：3.0cm长4-0PGA线体。

4.定点与选穴

（1）项中点：上项线与下项线之间，正中线一点。皮肤—皮下组织—左、右斜方肌腱之间—项韧带（左、右头半棘肌之间）—左、右头后大、小直肌之间。浅层布有枕大神经和第三枕神经的分支及枕动、静脉的分支或属支。深层有枕下神经的分支。中医针灸学认为该处为风府穴。

（2）枢外点：枢椎棘突左右各一点。皮肤—皮下组织—左、右斜方肌—左、右竖脊肌—左、右头下斜肌。浅层布有第二、三颈神经后支的皮支。深层有第二、三颈神经后支的分支。中医针灸学认为该处为颈夹脊。

（3）肩胛点：肩胛骨内上角左右各一。皮肤—皮下组织—斜方肌—菱形肌—竖脊肌—肩胛提肌。浅层布有第三肋间动、静脉背侧支的内侧角，布有第三或第四胸神经后支内侧皮支。深层有第三胸神经后支外侧支。中医针灸学认为该处为臣觉穴。

5.操作技巧

（1）项中点：左手在定点处按压，右手持针，将带有线体的针具抵住皮肤，轻轻加压后快速突破，向尾侧倾斜针体，在帽状腱膜下移行，线体完全没入皮下时，旋转针体，回提针具，将线体留在皮下，然后再略微改变方向，穿刺数下，针下有松动感后出针，按压后创可贴贴敷。

（2）枢外点：针体突破至一侧的枢椎棘突外上侧缘，松解数下，针下有松动感后旋转出针，把线体留在该点处。

（3）肩胛点：针尖到达肩胛骨内上角，旋转针体，回提针具，将线体留在皮下，然后穿刺数下并沿着肩胛提肌的方向摆动针体，做钝性分离，针下有松动感后出针。在肩胛点（肩胛骨内侧缘）进埋线针刀时，针体与背平面垂直，针刺范围不能过大，肩胛骨缘较表浅，针刺不宜过深，一般2cm以内。勿使埋线针刀刺入过深，以防刺入胸腔，形成气胸。

以上各点在操作时，只要针下有松动感即可出针。术毕，针口用创可贴或无菌敷料覆盖，固定。

6.术后手法

（1）压腕推枕法：患者仰卧位，术者立于患者一侧，患者位于术者一侧上肢伸直，术者一手按压患者腕关节，另一手托住患者枕部向对侧推移头部，达到患者最大耐受程度时，停顿3秒，将头移回原位，再做压腕推枕，共计3次，换对侧以同样的方法再做3次。此疗法主要用于枕五针、椎五针、颈五针及项五针治疗后辅助松解颈部肌肉、韧带及关节等。

（2）托枕牵引法：患者仰卧位，术者对立于患者头侧，术者一手托住患者枕部，一手握住患者下颌下面，两手同时用力与患者做颈部对抗牵引，力度适可而止，每次对抗牵引至最大限度时停顿3秒，然后放松回位，该托枕牵引法共做3次。此疗法主要用于枕五针、椎五针、颈五针及项五针治疗后辅助松解颈部肌肉、韧带及关节等。

（3）摇头晃脑法：患者仰卧位，术者对立于患者头侧，术者一手托住患者枕部，一手握住患者下颌下面，两手同时用力与患者做颈部对抗牵引，缓慢做顺时针的头部旋转3圈，然后放松回位，再以同样的方法做对抗牵引及逆时针的头部旋转3圈，牵引力度适可而止，不宜过大。此疗法主要用于枕五针、颈五针及项五针治疗后辅助松解颈部肌肉、韧带及关节等。

7.注意事项 项中点操作时应直达骨面然后针柄向尾侧倾斜，在帽状腱膜下移行穿刺埋线，针尖不宜朝上且过深，以免刺入枕骨大孔，误伤延髓。

针刺枢外点时一定先摸准枢椎棘突外上缘，以左手拇指为切手压紧皮肤，针刀快速刺入皮肤后，要摸索进针，直达椎板骨面，最有效地松解该处的韧带、筋膜和肌腱，不可盲目冒进。因为该处神经、血管丰富，且为生命之中枢，稍有疏忽，可能会造成很大伤害。

在治疗肩胛点时亦应紧贴骨面，快速突破之后，摆动针体，以达到进一步松解的目的，要以肩胛骨为准，在肩胛提肌附着点行松解术，不能过深，以免误入胸腔导致气胸。进行这些操作时均应精准定位，缓慢松解治疗。

（二）椎动脉型颈椎病

1.治疗方案

（1）处方：椎五针。

（2）治疗策略：轻症且首次治疗，可单纯埋线针刀松解治疗；反复治疗、头晕明显者，可同时进行埋线治疗。

2.体位 患者取俯卧且头前屈位，术者坐于患者的头部前方，戴检查手套，用定点笔定点，术区消毒，术者换戴无菌手术手套并铺无菌洞巾。

3.针具选择

（1）针具：3.4cm长7号埋线针刀。

（2）线体：3.0cm长4-0PGA线体。

4.定点与选穴

（1）项A点：枕外隆突正中向下（2.5±0.5）cm，旁开2.0cm处，即头后大直肌与头上斜肌止点，左右各一点。

（2）枢外点：第二颈椎棘突左右两侧的外上缘点，即头后大直肌与头下斜肌起点，左右各一点。

（3）枢中点：第二颈椎棘突中间骨上缘点，即头后大直肌的起点。

5.操作技巧

（1）项A点：左手在定点处按压，右手持针，将带有线体的针具抵住皮肤，轻轻加压后快速突破，向尾侧倾斜针体，在帽状肌腱下移行，线体完全没入皮下时，旋转针体，回提针具，将线体留在皮下，然后再略微改变方向，穿刺3~6下，针下有松动感后出针，按压后创可贴敷。

（2）枢中点：针尖到达第二颈椎棘突中骨面，旋转针体，回提针具，将线体留在皮下，然后再略微改变方向，穿刺3~6下，针下有松动感后出针，按压后创可贴敷。

（3）枢外点：针体突破至一侧的枢椎棘突外上侧缘，把线体留在该点处，松解3~6下，针下有松动感后旋转出针。

以上各点在操作时，只要针下有松动感即可出针。术毕，针口用创可贴或无菌敷料覆盖，固定。

6.注意事项 项A点进埋线针刀时，不能向下、向内，一定要使针体和骨面垂直，千万不要误刺入寰椎或寰枕关节处，深度一定要控制好，发现进刀过深又找不到术点时，不要盲目进刀。防止进入枕骨大孔。

枢中点操作时应直达骨面然后针柄向尾侧倾斜，在帽状腱膜下移行穿刺埋线，针尖不宜朝上且过深，以免刺入枕骨大孔，误伤延髓。

针刺枢外点时一定先摸准枢椎外上缘，以左手拇指为切手压紧皮肤，针刀快速刺入皮肤后，要缓慢进针，直达后结节骨面，最有效地松解该处的韧带、筋膜和肌腱。因为该处神经、血管丰富，且为生命之中枢，稍有疏忽，就可能会造成很大伤害。

7.术后手法 同颈型颈椎病的术后手法，包括压腕推枕法、托枕牵引法、摇头晃脑法。

（三）神经根型颈椎病

1.治疗方案

（1）处方：颈五针。

（2）治疗策略：单纯埋线针刀松解并同时埋线。

2.体位 患者取俯卧且头前屈位，术者坐于患者的头部前方，戴检查手套，用定点笔定点，术区消毒，术者换戴无菌手术手套并铺无菌洞巾。

3.针具选择

（1）针具：3.4cm长7号埋线针刀。

（2）线体：3.0cm长4-0PGA线体。

4.定点与选穴

（1）颈中点：正中线第四、五颈椎棘突之间一点。

（2）关节柱点：第四、第五颈椎棘突旁开2cm各一点，共4点。因关节突关节在颈部排列形成关节柱，该点正好位于此处，故名之为"关节柱点"。

5.操作技巧

（1）颈中点：左手在定点处按压，右手持针，刃口线与躯干纵轴平行，将带有线体的针具抵住皮肤，轻轻加压后快速突破，向尾侧倾斜针体，进针1.7cm，线体完全没入皮下时，旋转针体，回提针具，将线体留在皮下，然后再略微改变方向，与脊柱纵轴呈30°，穿刺3~6下，针下有松动感后出针，按压后创可贴贴敷。

（2）关节柱点：左手在定点处按压，右手持针，刃口线与躯干纵轴平行，刀休与关节突骨面垂直，轻轻加压后快速突破，线体完全没入皮下时，旋转针体，回提针具，将线体留在皮下，然后刀体直达颈椎关节突关节或稍浅处，行纵切或横行纵切松解3~6下，针下有松动感后出针。

以上各点在操作时，只要针下有松动感即可出针。术毕，针口用创可贴或无菌敷料覆盖，固定。

6.术后手法 同颈型颈椎病的术后手法，包括压腕推枕法、托枕牵引法、摇头晃脑法。

7.注意事项 颈中点进埋线针刀时，深度一定要控制在1.7cm左右，防止进入脊髓腔，特别是在颈椎前屈位的时候，颈椎棘突间隙相应增大的情况之下更应注意。

关节柱点操作时应直达骨面，然后注意寻找颈椎的关节突关节。松解此处是提高疗效的关键所在。

（四）交感神经型颈椎病

交感神经型颈椎病的治疗及注意事项均同椎动脉型颈椎病。根据椎动脉型颈椎病的病理特点及多年的临床实践，本型颈椎病利用埋线针刀治疗时，同时给予星状神经节埋线效果更为突出。

（五）脊髓型颈椎病

根据颈椎病自然进程的研究，70%~80%脊髓型颈椎病患者具有进行性发展的特点，因此多数学者认为，脊髓型颈椎病一经确诊就应考虑手术治疗。有明确的脊髓功能障碍者，不宜观望和消极等待，外科干预是恢复脊髓功能的重要手段。多数学者主张早期手术减压，以使受压的脊髓得以恢复。利用埋线针刀治疗脊髓型颈椎病的研究还在持续进行中，希望日后埋线针刀技术在治疗脊髓型颈椎病方面取得突破。

（六）混合型颈椎病

混合型颈椎病在目前的临床实际中很常见，临床表现复杂。埋线针刀治疗混合型颈椎病，通常为分步、分次治疗。先分析患者是以哪一型颈椎病为主，然后利用相应的埋线针刀处方治疗。一周或两周后视症状的好转情况再行下一型颈椎病的相应埋线针刀处方治疗。

五、病案

杨某，女，49岁。主诉：左侧上肢麻木5年，加重半年。患者于5年前出现颈部疼痛，引起左侧上肢疼痛，经在当地治疗后颈部疼痛和上肢疼痛消失，半月后出现左侧上肢麻木，近半年症状加重。查体：叩顶试验阳性、椎间孔挤压试验阳性、臂丛牵拉试验阳性，颈部椎旁压痛，椎旁按压时左侧上肢麻木加重。诊断：神经根型颈椎病。给予埋线针刀疗法，取星状神经节、颈五针、项五针等加减治疗3次，临床痊愈，随访半年未见复发。

附：枕大神经痛、偏头痛、项韧带损伤、肩胛提肌损、伤头夹肌损伤埋线针刀处方

枕大神经痛处方：枕五针。

偏头痛处方：枕五针。

项韧带损伤处方：项五针。

肩胛提肌损伤处方：项五针。

头夹肌损伤处方：枕五针、颈五针。

第二节 肩关节周围炎

一、概念

肩关节周围炎简称肩周炎，是发生于中老年的慢性肩部疾病，以女性多见，常见于40~60岁之间，患者肩部逐渐产生疼痛，夜间为甚，逐渐加重，肩关节活动功能受限，而且日益加重，在一定时间后，疼痛可逐渐消失，活动范围可缓慢恢复，一般病程为半年至两年，较少复发。肩周炎是肩周肌、肌腱、滑囊及关节囊的慢性损伤性炎症，因关节内、外粘连，以活动时疼痛、功能受限为其临床特点。

二、病因病机

【西医病因病理】

本病大多发生在40岁以上的中老年人，病因包括：软组织退行性变，对各种外力的承受能力减弱是基本因素；长期过度活动、姿势不良等所产生的慢性致力伤是主要因素；上肢外伤后肩部固定过久，肩周组织继发萎缩、粘连；肩部急性挫伤、牵拉伤后因治疗不当等。另外，颈椎病，心、肺、胆道疾病发生的肩部牵涉痛，因原发病长期不愈使肩部肌持续性痉挛、缺血而形成炎性病灶，也可转变为真正的肩周炎。

肩周炎的病变主要发生在盂肱关节周围，包括肌、肌腱、滑囊、关节囊，这些结构的慢性损伤主要表现为增生、粗糙及关节内、外粘连，从而产生疼痛和功能受限，后期粘连变得非常紧密，甚至与骨膜粘连，此时疼痛消失，但功能障碍却难以恢复。

【中医病因病机】

本病属于中医"漏肩风""五十肩""冻结肩"的范畴。病因主要有内外两个方面：内因是中老年肝肾脾之气衰弱，导致人体气血，精血不足，荣卫之气不足，保卫机体抗病能力减弱，不荣则痛；外因是风寒湿邪侵袭人体，客于肩部经络，不通则痛。风寒湿邪气共同侵袭人体致病，风通于肝，肾在五行中为水脏，主寒，脾主湿气，外感邪气入人体，首先会入侵自己所主的五脏六腑，所以风邪犯肝，寒邪犯肾，湿邪犯脾，若人体本身正气充足，肝脾肾之气旺盛，人体可不受邪气。本病多发于五十岁左右的中老年人，此年龄段正好是人体精气血衰少的阶段。

三、诊断

1.症状　主要是逐渐加重的肩部疼痛及肩关节活动障碍。疼痛位于肩前外侧，有时可放射至肘、手及肩胛区，但无感觉障碍，夜间疼痛加重，影响睡眠，不敢患侧卧位，偶尔出现前臂及手部肿胀、发凉及手指活动疼痛等症状。

2.体征　本病查体时可见三角肌轻度萎缩，斜方肌痉挛；冈上肌腱、肱二头肌长、短头肌腱、三角肌前后缘、冈上肌、冈下肌、大小圆肌周围有不同程度的压痛。肩关节以外展、外旋、后伸受限最明显，少数患者内收、内旋亦受限，但前屈受限较少。

3.特殊检查　本病X线检查多无明显异常，年龄较大或病程较长者，可见肩部骨质疏松，或冈上肌腱、肩峰下滑囊钙化症；肩关节造影则有肩关节囊收缩、关节囊下部皱褶消失，肩周炎后期可出现严重的骨质疏松改变，特别是肱骨近端，重者有类似"溶骨性"破坏的表现，但通过病史及局部查体很容易与骨肿瘤鉴别开来。

四、辨证分型

1.邪阻经络，气血凝滞　肩部呈弥漫性刺痛，夜间尤甚，局部伴有广泛压痛，内旋、外展动作受限。

2.邪客经络，筋脉失养 肩部疼痛日久不解，活动后稍能减轻，上举、外展、内旋均受限，甚则不能穿衣、梳头，日久可有肩部肌肉萎缩。

五、安全操作

1.治疗方案

（1）处方：冈五针+喙一针+峰一针。

（2）治疗策略：轻症且首次治疗者，可单纯埋线针刀松解；定点较多且反复治疗者，可在松解的同时埋线，峰一针可注入益气消炎镇痛液。

2.体位 俯卧位或坐位均可，根据疼痛部位选择体位。

3.针具选择

（1）针具：3.4cm长7号埋线针刀。

（2）线体：3.0cm长4-0PGA线体。

4.定点与选穴 冈五针即在冈上肌、冈下肌、大圆肌、小圆肌、巨骨穴处各一点；喙一针即喙突处一点；峰一针即肩峰处一点。

（1）冈上肌点：位于冈上窝内阳性点处，相当于秉风穴处，故也称秉风点。

（2）冈下肌点：位于冈下窝内阳性点处，相当于天宗穴处，故也称天宗点。

（3）大圆肌点：位于肩胛骨外侧缘大圆肌阳性点处，称大圆肌点。

（4）小圆肌点：位于肩胛骨外侧缘小圆肌阳性点处，称小圆肌点。

（5）巨骨点：位于肩胛冈与锁骨肩峰端之间凹陷处，相当于巨骨穴处，称巨骨点。

（6）喙突点：位于喙突之阳性点处，称喙一针。

（7）肩峰点：位于肩峰最外侧端与肱骨大结节之间的缝隙，其深层为肩峰下滑囊，称峰一针。

5.操作技巧 秉风、天宗点操作时应注意先到达肩胛冈骨面后，探索进针，沿着冈上、下窝移行或作扇形分离，或上下摆动针体，最大限度地把冈上、冈下肌与冈上、冈下窝分离开来，解除其卡压。大圆肌点与小圆肌点操作时应注意到达肩胛骨外侧缘骨面后进行横切纵摆3~6下，且针体定要突破大小圆肌在肩胛骨外侧缘的附着处，并沿着大、小圆肌纤维走形的方向摆动针体，以进一步松解。巨骨点操作时针感较强，先埋线后松解。喙突点操作时应注意到达上外侧骨面进行纵切横摆类手法。肩峰点操作时针体与肩峰外缘呈45°，针入有落空感，切开肩峰下滑囊壁，进行横切3下，此处不埋线。

6.术后手法 托肩屈肘摇肩法：肩周炎在埋线针刀"冈五针"松解以后，患者仰卧于床上，患肢屈肘90°，术者立于患侧，一手托住肩关节，另一手握住患者肘关节，以肩关节为中心，缓慢顺时针旋转3~6圈，再逆时针旋转3~6圈，此法主要用于肩关节埋线针刀松解后辅助松解肩关节周围的肌肉及韧带的粘连。

7.注意事项 采用埋线针刀松解肩周的肌肉、肌腱的起点或止点，松解粘连，使组织粘连、水肿、缺血、高压、微循环障碍得到充分的改善，恢复组织营养，收效甚佳。但埋线针刀治疗为侵袭性操作，存在软组织出血或感染的可能，故要求术前了解患者凝血功能情况，并且应由熟悉解剖且经过专业培训、掌握无菌操作技术的医生完成。操作需要十分精细，切忌猛力，尤其注意内手法的操作方法。

埋线针刀是中西医结合产物，在针刀的基础上又增加了穴位埋线的作用，先通过对局部肌肉、肌腱、紧张筋膜和韧带的粘连、硬结、挛缩等具体病灶进行切割、剥离，以疏通气血、松解肌肉痉挛，再通过穴位埋线直接或间接地影响周围神经，有长效针灸的作用。

另外，肩周炎有自然病程，一般在1年左右能自愈，但若不配合治疗和功能锻炼，即使自愈也将遗留不同程度的功能障碍，因此宜早期及时治疗，无论病程长短、症状轻重都应每日进行肩关节恰当的主动活动，活动时以不引起剧痛为限。痛点局限时，可局部注射益气消炎镇痛液，而疼痛持续、夜间难以入睡时，可短期服用非甾体类抗炎药。对于肩外因素所导致的肩周炎除局部治疗外，还需对原发病进行治疗。

六、病案

李某，女，46岁。主诉：右上臂活动受限3月余。患者3个月前无明显诱因出现右上臂活动受限，前摆、后摆、梳头动作均不能完成，夜甚疼痛加重，遇冷时疼痛加重，疼痛弧实验阳性。诊断：肩周炎。治疗：取冈五针（巨骨点、天宗点、秉风点、大圆肌点、小圆肌点）+峰一针（注射益气消炎镇痛液1ml）+喙一针。埋线针刀治疗2次后症状消失，右臂活动恢复正常，随访无复发。

附：肩胛上神经卡压综合征、四边孔综合征、冈上肌损伤、冈下肌损伤、肩峰下滑囊炎、肱二头肌短头肌腱损伤与喙突下滑囊炎埋线针刀处方

肩胛上神经卡压综合征处方：冈五针。

四边孔综合征处方：冈五针+肱骨小结节嵴点。

冈上肌损伤处方：冈五针。

冈下肌损伤处方：冈五针。

肩峰下滑囊炎处方：冈五针+峰一针。

肱二头肌短头肌腱损伤与喙突下滑囊炎处方：冈五针+喙一针。

第三节　肱骨外上髁炎

一、概念

肱骨外上髁炎又称桡侧伸腕肌腱劳损，或伸腕肌腱附着点扭伤、肱桡滑囊炎，又可称为肱骨外上髁症候群。因早年发现网球运动员易发生此种损伤，故俗称"网球肘"。该病与职业有关，多见于需反复用力伸腕活动的成年人，尤其是频繁地用力旋转前臂者易罹患，如网球、高尔夫球运动员、小提琴手、瓦木工人等。本病属于中医"伤筋""筋痹""肘劳"范畴。

二、病因病机

【西医病因病理】

该病好发于经常做旋转前臂、伸屈肘关节工作或运动的人。如打羽毛球、网球时的损伤；也有旋扭螺丝及某些农业、家务劳动的劳损。一般认为是由于肱骨外上髁伸肌总腱的慢性劳损及牵扯损伤引起的，尤其是桡侧伸腕短肌最易损伤。

在病理上，主要发现有以下变化：

1.伸腕肌腱纤维在肱骨外上髁上的部分撕脱，特别是桡侧伸腕短肌。

2.肱桡关节处局限性滑膜炎，滑囊炎。每个伸肌腱下均有滑液囊，且在伸肌起点处均可受压，出现疼痛症状是理所当然的。

3.支配伸肌神经的分支有神经炎表现。这一点与神经根型颈椎病时肩、背、臂、肘、手等处疼痛麻木是一样的道理。

4.环状韧带变性。

5.成年人在外上髁远端腱膜下有一间隙，含有疏松组织，可见无菌性炎症的表现。

6.肱三头肌与肱肌肌间沟处，相互摩擦所产生的粘连和结瘢的病变等。

由于肌肉的过度活动，在早期可引起腱下间隙的组织水肿，纤维性渗出，血管增生及粘连形成。反复损伤及重复的病理改变使增生、粘连更为严重，间隙容积更小，出现肱骨外上髁炎的特有症状。大多是积累性损伤引起伸腕肌、伸指总肌、肘肌等附着点肌腱内轻度撕裂和轻微出血，在修复过程中机化、粘连、结疤，甚至钙化、骨化，挤压了该处的神经血管束而引起疼痛。由于发病后患者往往勉强用患肢去完成某些日常生活的动作（如扣纽扣等），而使该处肌腱继续损伤，粘连、结疤，牵拉与该处有牵连的神经支，致使肌痉挛、疼痛。同时，也可以造成桡侧腕伸肌肿胀及桡侧副韧带等损伤，更增加了前臂旋转功能受限、疼痛和持物无力等症状。

本病的病理改变是典型的腱末端病改变。其腱止点部的镜下表现为肌纤维断裂，有的甚至形成囊肿状、镜下骨折、腱变性与血管增生，继发腱止点骨质增生，可见腱的钙化、骨化。在腱的周围与未端病的表现也完全一样，有的表面的筋膜粘连和血管增生，腱下的疏松组织也有损伤性炎症与粘连。由上述肱骨外上髁的各项病理改变的存在，这就不难理解肱骨外上髁炎时会出现多个痛点的道理了。

【中医病因病机】

肘外部主要循行着手三阳经，其外上方即肱骨外上髁周围为手阳明经筋所主。《素问·长刺节论》记载："病在筋，筋挛节痛，不可以行，名曰筋痹。"本病主要是慢性劳损所致，多由体质素弱、气血亏虚，风寒湿热之邪侵袭而瘀阻经筋，血不荣筋，筋骨失养，致局部气血运行不畅，瘀血停于局部，不通则痛。

三、诊断

1.症状 本病多数发病缓慢，网球肘的症状初期，患者自感肘关节外侧酸痛，肘关节外上方活动痛，疼痛有时可向上或向下放射，酸胀不适，不愿活动。手不能用力握物，握锹、提壶、拧毛巾、打毛衣等运动可使疼痛加重。一般在肱骨外上髁处有局限性压痛点，有时压痛可向下放散，甚至在伸肌腱上也有轻度压痛及活动痛。局部无红肿，肘关节伸屈不受影响，但前臂旋转活动时可疼痛。严重者伸指、伸腕或执筷动作时即可引起疼痛。有少数患者在阴雨天时自觉疼痛加重。

2.体征 在检查时可发现桡侧腕短伸肌起点即肘关节外上压痛。关节活动度正常，局部肿胀不常见。患者前臂内旋，腕关节由掌屈再背伸重复损伤机制时，即会出现肘关节外上疼痛。

3.特殊检查

（1）旋臂屈腕试验：肘关节直伸，腕关节掌屈，手握拳，然后将前臂旋前，在肱骨外上髁及其周围激发剧痛者为阳性，也称Mill's征阳性。亦可肘屈曲、手握拳，然后前臂旋前，同时伸肘，此时肘外侧出现疼痛，亦为Mill's试验阳性。

（2）伸肌紧张试验：患者握拳屈曲，在检查者将手压于患者手指背侧做对抗的情况下，患者用力伸指、伸腕、发生肘外侧疼痛为阳性。

四、辨证分型

1.风寒阻络 肘部酸痛麻木，屈伸不利，遇寒加重，得温痛缓。舌苔薄白或白滑，脉弦紧或浮紧。

2.湿热内蕴 肘外侧疼痛，有热感，局部压痛明显，活动后疼痛减轻，伴口渴不欲饮。舌苔黄腻，脉濡数。

3.气血亏虚 起病时间较长，肘部酸痛反复发作，提物无力，肘外侧压痛，喜按喜揉，并见少气懒言，面色苍白。舌淡苔白，脉沉细。

4.瘀血阻络 肘外侧疼痛日久，逐渐加重，拒按，活动后疼痛加重。舌暗或舌下淤青，脉涩。

五、安全操作

1.治疗方案

（1）处方：肘五针之外上髁点

（2）治疗策略：轻症且首次治疗者，可单纯埋线针刀松解；定点较多且反复治疗者，可同时注入益气消炎镇痛液或者臭氧。

2.体位

（1）仰卧位，肘关节屈曲90°，置于胸前。这种姿势，可以从容处置肱骨外上髁各点的病变。

（2）端坐位，肘关节屈曲90°，置于桌面。操作中可对面坐位。

3.针具选择

（1）针具：3.4cm长7号埋线针刀。

（2）线体：3.0cm长4-0PGA线体。

4.定点与选穴

肘五针之肱骨外上髁之阳性点，可视病情不同，定一点或者多点，可一次性操作，亦可分次操作。

（1）肱骨外上髁骨凸压痛点。

（2）肱骨外上髁骨凸上方点（肌间沟点）：此点为肱骨外上髁上方10~20mm处，即肱三头肌与肱桡肌之间肌间的凹陷处的压痛点。

（3）肱骨外上髁骨凸前内侧点：肱骨外上髁前内侧，近肘横纹外侧端的凹陷处，即桡侧腕长、短伸肌起始部的压痛点。

（4）肱骨外上髁骨凸后外侧点（肱桡关节囊点）：即肱骨外上髁骨凸与鹰嘴骨突间的凹陷处。

（5）肱骨外上髁骨凸下方点（骨凸下方25mm的凹陷处）：此点位于桡骨小头与尺骨鹰嘴两骨凸连线的中点，屈肘时为一凹陷，是为肘肌起始部覆盖桡骨小头和环状韧带的部位。

（6）肱桡肌与桡侧腕屈肌肌间沟损伤点：位于肱骨外上髁和桡骨小头的

下方，肱桡肌隆起的外侧的肌间沟中，往往在肌间沟起始部下方10～20mm以外处，会有一连串的压痛点。

（7）环状韧带点：即桡骨小头下外压痛点处定1点。

5.操作技巧

（1）肱骨外上髁骨凸点：刃口线与前臂纵轴平行，针体与肱骨外上髁皮面垂直刺入，直达骨面。此处软组织较薄。轻轻松开针柄，任其针锋"浮"起，然后做纵横切摆；如针下有骨样物则使针体与身体水平面呈45°左右将骨嵴样物铲平即可。此后，亦可在骨膜外，将针体向一侧倾斜，几乎与皮面平行，向皮下刺入约10mm，在骨膜外行摆动360°～720°，以求较彻底地松解外上髁处软组织。

（2）肱骨外上髁上方点（肌间沟凹陷点）：此点即肱骨外上髁上方外侧肌间沟，也就是肱桡肌、肱肌与肱三头肌内侧头肌外膜之间的粘连点。刃口线与肱骨纵轴平行，针体与皮面垂直。快速刺入，直达骨面，行纵横切摆，针下有松动感即出针。

（3）肱骨外上髁骨凸前内侧点：此点为肱骨外上髁前侧凹陷点。刃口线与前臂纵轴平行，针体与皮面垂直，刺入直达骨面，纵横切摆，针下有松动感后出针。

（4）肱骨外上髁骨凸后近鹰嘴侧凹陷点：即外上髁与尺骨鹰嘴之间的凹陷处。刃口线与前臂纵轴平行，针体与皮面垂直，刺入直达骨面，行纵横切摆，针下有松动感后出针。

（5）肱骨外上髁后外下点：即肘肌覆盖桡骨头处，此处扪之有凹陷。刃口线与前臂纵轴平行，针体与皮面垂直。快速刺入直达骨面。令钊锋自然浮起，然后做纵横切摆。这样，就可以避免损伤桡骨头软骨面。

（6）肱桡肌与桡侧腕屈肌肌间沟损伤点：刃口线与肢体纵轴平行，针体与皮面垂直。快速刺入皮肤，直达骨面。同样让针锋自然浮起，再做纵横切摆。针下立刻会有松动感，出针。

（7）环状韧带点：刃口线与肢体纵轴一致，针体与皮面垂直，快速刺入，直达骨面。提针于环状韧带表面，再深入切开2～3针，针下有松动感后出针。

以上各点在操作时，只要针下有松动感即可出针。术毕，针口用创可贴或无菌敷料覆盖，固定。

6.术后手法 屈肘旋臂法：肘关节埋线针刀松解以后，患者仰卧于床上，术者立于或坐于患侧，首先术者一手托住肘关节，另一手握住患者腕关节，做肘关节的屈曲和伸直锻炼，速度缓慢，每次屈曲至极限位置时停顿3秒，然后再伸直，反复做3~6次；其次术者屈曲患者肘关节至90°，做肩关节的旋内和旋外锻炼，速度缓慢，每次旋至极限位置时停顿3秒，然后再反方向旋转，反复做3~6次；最后术者伸直或屈曲患者肘关节，做前臂的旋内和旋外锻炼，同样要求速度缓慢，每次旋至极限位置时停顿3秒，然后再反方向旋转，反复做3~6次。此疗法主要用于肘关节松解以后辅助松解肘关节的肌腱、韧带及关节囊的粘连。

7.注意事项

（1）定点准确，应对病变仔细检查，仔细扪摸。除骨凸外，还要对其周围组织进行全面检查，如有另外压痛点，一律定点。

（2）埋线针刀操作必须到位，即一定要把粘连、疤痕剥离开来，针下必有松动感方可出针。

（3）如一次治疗未愈，间隔7~10天，可再治疗。

（4）肱骨外上髁顽固性疼痛者，有部分是颈椎病的表现，两者亦可同时存在，诊治中应注意检查、鉴别。如病人同时有颈椎病的神经根症状，应考虑肱骨外上髁的表现与颈椎病的关系，此时单独治疗肱骨外上髁的病变就不会取得好的疗效。这种情况，应首先治疗颈椎病，若颈椎病治疗后仍未能消除肱骨外上髁的症状，可再对肱骨外上髁处进行治疗。

六、病案

张某，男，43岁。主诉：右肘部外侧疼痛，手不能握物半年余。曾就诊于多家医院，行X线检查未见明显异常，诊断：肱骨外上髁炎。给予针刺、针刀、推拿等治疗，症状未见明显缓解。就诊时，右肘部未见红肿，无法完成内旋动作，查肱骨外上髁周围压痛明显，前臂伸肌牵拉试验阳性，取外上髁点压痛最明显处行埋线针刀松解，取右侧曲池穴穴位埋线，随访未复发。

附：肱骨内上髁炎、旋前圆肌综合征、肘管综合征、尺骨鹰嘴滑囊炎埋线针刀处方

肱骨内上髁炎处方：肘五针。

旋前圆肌综合征处方：肘五针。

肘管综合征处方：肘五针。

尺骨鹰嘴滑囊炎处方：肘五针。

第四节 桡骨茎突狭窄性腱鞘炎

一、概念

桡骨茎突狭窄性腱鞘炎是由于拇指或腕部活动频繁，使拇短伸肌腱和拇长展肌腱在桡骨茎突部腱鞘内长期相互反复摩擦，导致该处肌腱与腱鞘产生无菌性炎症反应，局部出现渗出、水肿和纤维化，鞘管壁变厚，肌腱局部变粗，造成肌腱在腱鞘内的滑动受阻而引起的临床症状。其临床表现主要为桡骨茎突部隆起、疼痛，腕和拇指活动时疼痛加重，局部压痛。本病多见于中年以上，女性发病率高于男性，好发于家庭妇女和手工操作者（如纺织工人、木工和抄写员等），哺乳期及围绝经期妇女更易患本病，起病缓慢。本病经"掌五针"治疗，多能获满意效果，疗效良好。

二、病因病机

【西医病因病理】

该病多见于手工劳动者，特别是用手指反复做伸、屈、捏、握操作的人易患此病，一般女性多于男性。也有旋扭螺丝及某些农业、家务劳动的劳损。一般认为是由于拇指或腕部活动频繁，使拇短伸肌腱和拇长展肌腱在桡骨茎突部腱鞘内长期相互反复摩擦的结果。

在病理上，腕背侧韧带失去光泽，组织充血，有细胞浸润，初期腱鞘水肿，以后逐渐增厚呈纤维变性，致腱鞘变狭窄。早期肌腱发生水肿，以后因受挤压而逐渐变细，但其上下两端可增粗，甚至发生肌腱纤维的摩损或撕裂。个别病例偶可发生桡骨茎突部骨膜炎，出现局部增生或硬结。

本病的病理改变是典型的腱末端病理改变。其腱止点部的镜下表现为肌纤维断裂，有的甚至形成囊肿状、腱变性与血管增生，继发腱止点骨质增生，可见腱的钙化、骨化。在腱的周围与末端病的表现也完全一样，有的表面的筋膜粘连和血管增生，腱下的疏松组织也有损伤性炎症与粘连。

【中医病因病机】

腕部主要循行着手三阳经，其外上方即桡骨茎突周围为手阳明经筋所主。《素问·长刺节论》记载："病在筋，筋挛节痛，不可以行，名曰筋痹。"本病主要是慢性劳损所致，多由体质素弱、气血亏虚，风寒湿热之邪侵袭而瘀阻经筋，血不荣筋，筋骨失养，致局部气血运行不畅，瘀血停于局部，不通则痛。

三、诊断

1.病史 腕及拇指活动时前臂桡侧疼痛，尤以桡骨茎突处疼痛明显，腕关节活动受限。

2.体格检查 桡骨茎突处疼痛和压痛，有时可触及增厚的鞘管。拇指及腕关节屈伸活动时局部疼痛明显，伸拇及腕尺偏时疼痛加重。

Finkelstein征阳性：即拇指置于掌心、握拳、腕关节尺偏时桡骨茎突出现疼痛。

3.辅助检查 X线或超声检查，明确有无骨异常或滑膜炎。

四、辨证分型

1.风寒阻络 肘部酸痛麻木，屈伸不利，遇寒加重，得温痛缓。舌苔薄白或白滑，脉弦紧或浮紧。

2.湿热内蕴 肘外侧疼痛，有热感，局部压痛明显，活动后疼痛减轻，伴口渴不欲饮。舌苔黄腻，脉濡数。

3.气血亏虚 起病时间较长，肘部酸痛反复发作，提物无力，肘外侧压痛，喜按喜揉，并见少气懒言，面色苍白。舌淡苔白，脉沉细。

4.瘀血阻络 肘外侧疼痛日久，逐渐加重，拒按，活动后疼痛加重。舌暗或舌下淤青，脉涩。

五、安全操作

1.治疗方案

（1）处方："掌五针"之列缺点。

（2）治疗策略：轻症且首次治疗者，可单纯埋线针刀松解；反复治疗者，可于松解的同时注入益气消炎镇痛液或者臭氧。

2.体位　仰卧位或者坐位，腕关节尺偏，且腕关节尺侧置于治疗床边或者薄枕上方。

3.针具选择　3.4cm长7号埋线针刀。

4.定点与选穴　可视病情不同，定1点或者2点。

列缺点：桡骨茎突最高点或者最痛点。

5.操作技巧　患者取仰卧位或者坐位患手轻握，患侧朝上，腕关节尺侧置于治疗床边或桌边，或者尺侧腕下垫以薄枕。戴检查手套，用定点笔定点，患侧腕关节稍尺偏，以桡骨茎突桡侧缘骨嵴最高点定点（也就是鼻烟窝上约1.0cm处）。术区消毒，术者换戴无菌手术手套并铺无菌洞巾；术者左手拇指再次定点并按压固定皮肤，右手拇食二指持杨氏埋线针刀，右手中指及无名指指端支于操作点旁，埋线针刀刃口线绝对与肌腱走行平行，避开桡动脉。刀体与皮面切线位垂直，快速刺入皮肤，刀锋即达浅表层腱鞘处，纵行切开3刀出针，然后活动腕关节，并挤压针孔，观察针孔不出血用无菌贴贴敷。嘱咐患者3天内不沾水，治疗期间减少手腕和拇指的活动。

治疗1周1次，1次不愈者，1周后再行第二次治疗，3次1个疗程。埋线针刀直接松解，不埋线。

6.术后手法　牵腕环转法：患者取坐位，抬臂，前臂旋前手掌朝下，术者立于患者对面，一手握住患者的第4、5掌骨，一手握住患者的第1掌骨，双手拇指抵于患侧腕背横纹处，同时对抗牵引腕关节（可以是医患对抗，也可以是助手双手握住患者的前臂做对抗牵引），术者做患者腕关节的尺偏、掌屈、桡偏、背屈、尺偏环转3~6圈，再反方向环转3~6圈，每次侧偏及屈曲都达到最大方向活动位置，以患者能耐受为度，速度缓慢。此疗法主要用于腕横韧带松解后腕关节韧带及肌腱的辅助松解治疗。

7.注意事项

（1）定点准确。应对病变仔细检查，仔细扪摸，对其周围组织进行全面检查。

（2）埋线针刀操作必须到位，即一定要把狭窄性的腱鞘间断性地切开，进行减压。

（3）如一次治疗未愈，间隔1周，可再行第二次治疗。

（4）桡骨茎突狭窄性炎伴有手指麻木者，有部分是颈椎病的表现，而且两者亦可同时存在，诊治中应注意检查、鉴别。若病人同时有颈椎病的神经根症状，应考虑桡骨茎突狭窄性炎的表现与颈椎病的关系，单独治疗桡骨茎突狭窄性腱鞘炎的病变就不会取得好的疗效。这种情况，应首先治疗颈椎病，若颈椎病治疗后仍未能消除桡骨茎突狭窄性腱鞘炎的症状，可再对桡骨茎突处进行治疗。

六、病案

黄某，女，55岁。主诉：右侧腕部疼痛1个月。患者自诉常用右臂抱着小孩，1个月前出现手腕部疼痛，不能提重物。查桡骨茎突处隆起、疼痛，向前臂及拇指放射痛，活动腕及拇指时疼痛加重，握拳尺偏试验阳性。诊断：桡骨茎突狭窄性腱鞘炎。治疗：取"列缺点"行埋线针刀松解，治疗后患者自觉疼痛减轻，嘱患者注意休息，不可频繁活动右侧腕部。

附：腕管综合征、屈指狭窄性腱鞘炎埋线针刀处方

腕管综合征处方：掌五针。

屈指狭窄性腱鞘炎处方：掌五针。

第五节　腰椎间盘突出症

一、概念

腰椎间盘突出症是临床常见疾患之一，主要是因腰椎间盘退变、纤维环

破裂、髓核突出而刺激或压迫脊神经根、马尾神经所表现的一种临床综合征，是引起腰腿痛最常见的原因，多发于20~50岁中青年人群，以腰4/5、腰5/骶1椎间盘发病率最高。

二、病因病机

【西医病因病理】

（一）病因

椎间盘在脊柱的负荷与运动中承受强大的应力。在20岁以后椎间盘开始持续渐进性退变。此退变是椎间盘突出的基本病因。腰椎间盘退变、突出与外伤、职业、吸烟、妊娠和腰骶椎先天性异常等因素有关。

1.腰椎间盘突出症好发于青壮年。

2.腰椎间盘突出症多见于男性，男性的发病率高于女性般认为男性与女性之比为（4~12）:1。

3.一般过于肥胖或过于瘦弱的人易致腰椎间盘突出。

4.以劳动强度较大的产业工人多见，但目前来看脑力劳动者的发病率也并不很低。

5.工作姿势不良的伏案工作人员及经常站立的售货员、纺织工人等较多见。

6.经常处于寒冷或潮湿的环境都在一定程度上成为诱发腰椎间盘突出症的条件。

7.产前、产后及围绝经期为女性腰椎间盘突出的危险期。

8.先天性腰椎发育不良或畸形的人，甚至精神过于紧张的人易患腰腿痛；吸烟的人可能因咳嗽引起椎间盘内压及椎管内的压力增高，使其易于发生退行性改变。

（二）病理

1.**大体和镜下所见** 髓核最早发生退变。在20岁以后髓核失去光泽，开始与纤维环内层纤维分界不清，胶冻样的结构消失，成为软化破裂的团块。髓核退变过程由内向外波及，当纤维环破裂以后，髓核中水分被吸收，椎间隙被纤维组织填充。早在15岁,镜下可见外层纤维环水平状小的撕裂,以后多处小的撕裂会和逐渐增大呈放射状撕裂并有浅层向深层发展直到髓核。胶原纤维数和直径均增加期间空隙内肉芽形成,纤维环变薄,最终导致前纤维环破裂。破裂范围亦可由一侧扩大达到另一侧,外层纤维环内可见微血管长入,与病变椎间盘相邻的两个椎体面反应性骨硬化,称为椎间盘吸收。最后椎间盘由环绕其一周的钙化组织所固定。软骨终板出现裂隙或破裂,外侧缘变薄,为骨组织所替代,髓核经破裂的软骨终板突入相邻的椎体松质骨内,并被纤维环组织所包绕,称为Schmorl结节。髓核亦可经椎体前或后缘穿过松质骨突到椎体前方或椎管内,椎间盘突出后,椎间隙变窄,黄韧带肥厚,导致椎管及神经根管容积减少,关节突关节半脱位,出现退行性腰椎滑脱,引起腰椎不稳。髓核组织、软骨终板和破裂的纤维环压迫神经根和马尾神经,使神经充血,水肿和炎性反应,出现神经症状。

2.超微结构观察 腰椎间盘突出症的髓核活细胞数少,粗面内质网和高尔基复合体亦减少,但人又有合成蛋白质的功能和参与机制的产生及修复。髓核蜕变细胞的外形不规则,细胞核外形各异,细胞质中纤丝分布广泛而多。意味着本身的退行性改变。有些蜕变细胞有大量溶酶体出现,增强了细胞吞噬功能。在髓核软骨细胞周围,可见由胶原纤维和带状结构形成的晕轮。细胞外胶原纤丝组成的带状结构与组织承受机械应力有关。细胞质中粗面内质网扩张,内质网外膜上核糖体颗粒有脱粒现象,线粒体少且膜不完整。

3.生物化学改变 椎间盘的生化成分主要为蛋白多糖、胶原、弹性硬蛋白和水。椎间盘干重的50%为胶原。髓核的中央部50%及外周部10%含有蛋白多糖。髓核中水分从出生时的90%,下降到30岁时的70%,并以后保持较稳定至老年。在椎间盘退变或突出时,髓核中总蛋白多糖由正常占干重的30%下降到5%。蛋白多糖各组成成分也发生变化。随着年龄增加,椎间盘退变,硫酸软骨素含量下降,硫酸角质素与硫酸软骨素比值增高,至60~80岁其比值为0.92。纤维环的硫酸角质素与硫酸软骨素比值高于髓核中比值。纤维环的糖醛酸含量低于正常。透明质酸在总糖醛酸中所占比例,由年轻时的2%增加到老年时的12%。退变髓核的胶原含量由占干重的30%增加到60%。除含量改变外,Ⅰ型胶原与Ⅱ型胶原的比例发生改变,Ⅱ型胶原减少,Ⅰ型胶原增加,尤以髓核中为著。

4.腰椎间盘突出的病理类型

（1）纤维环环状膨出：膨出超出相邻椎体骺环之外，纤维环呈均匀环状突起，纤维环完整，一般不引起神经根受压。

（2）纤维环局限突出：纤维环局限性隆起，但纤维环大部分仍然完整，产生临床症状。切开纤维环髓核并不自行突出。

（3）椎间盘突出：突出的髓核为很薄的外层纤维环所约束，产生严重的症状。切开纤维环后髓核自行突出。

（4）椎间盘脱出：突出的髓核穿过完全破裂的纤维环，位于后纵韧带之下。髓核可位于神经根的外侧、内侧或椎管前方正中脱出。

（5）游离型椎间盘突出：髓核穿过完全破裂的纤维环和后纵韧带，游离于椎管内甚至位于硬膜内蛛网膜下腔，压迫马尾神经或神经根。

5.腰骶神经根痛产生机制

（1）机械压迫学说：机械压迫神经根是引起腰背痛、坐骨神经痛的主要原因。受压迫的神经根处于牵张状态易致损伤，继而发生神经根炎症或水肿，导致神经内张力增高，神经功能障碍逐渐加剧。

（2）化学性神经根炎学说：椎间盘变性，纤维环薄弱破裂后，胶状的髓核从破口中溢出，沿着椎间盘和神经根之间的通道扩散，髓核的蛋白多糖和β–蛋白质对神经根有强烈的刺激性，同时大量的H物质释放，神经根又无束膜化学屏障，因而产生化学性神经根炎。

（3）椎间盘自身免疫学说：椎间盘髓核组织是体内最大的、无血管的封闭组织，与周围循环毫无接触，因此人体髓核组织被排除在机体免疫机制之外。当椎间盘病变时，髓核突出在修复过程中新生的血管长入髓核组织，髓核与机体免疫机制发生接触，髓核中的蛋白多糖和β–蛋白质成为抗原，产生免疫反应。

【中医病因病机】

本病属于中医学"腰痛"范畴。腰为肾之府，由肾之精气所溉，肾与膀胱相表里，足太阳经过，此外，任、督、冲、带诸脉，亦布其间，所以腰痛病变与肾脏及诸经脉相关。《素问·脉要精微论》载："腰者，肾之府，转摇不能，肾将惫矣。"首先指出了肾与腰部疾病的密切关系。《素问·刺腰痛论》根据经络循行，阐述了足三阴、足三阳以及奇经八脉为病所出现的腰痛病证，并介绍了相应的针灸治疗。《金匮要略·五脏风寒积聚病脉证并治》言："肾著之病，其人身体重，腰中冷，如坐水中……腰以下冷痛，腹重如带五千钱，甘姜苓术汤主之。"论述了寒湿腰痛的发病、症状与治法。《诸病源候论·腰背病诸候》认为，腰痛是由于……肾经虚，风冷乘之"，"劳损于肾，动伤经络，又为风冷所侵，血气击搏，故腰痛也"。在发病方面强调肾虚，风寒留着，劳役伤肾，坠堕伤腰及寝卧湿地等因素，并以突然发作者，称卒腰痛；反复发作，经久不愈者称久腰痛。《丹溪心法·腰痛》谓："腰痛主湿热，肾虚、瘀血，挫闪，有痰积。"《七松岩集·腰痛》指出："然痛有虚实之分，所谓虚者，是两肾之精神气血虚也，凡言虚证，皆两肾自病耳。所谓实者，非肾家自实，是两腰经络血脉之中，为风寒湿之所侵，闪肭挫气之所得，腰内空腔之中为湿痰瘀血凝滞，不通而为痛，当依据脉证辨悉而分治之。"对腰痛常见的病因和虚实作了概括。《张氏医通》《杂病源流犀烛》总结历代医家对腰痛的论述，归纳为风腰痛、寒腰痛、肾虚腰痛、气滞腰痛、瘀血腰痛等，使腰痛的辨治更为系统。对于腰痛治疗，清代李用粹《证治汇补·腰痛》指出："治惟补肾为先，而后随邪之所见者以施治，标急则治标，本急则治本，初痛宜疏邪滞，理经隧，久痛宜补真元，养血气。"这种分清标本先后缓急的治疗原则，在临床具有重要指导意义。腰痛病因为内伤、外感与跌仆挫伤，基本病机为筋脉痹阻，腰府失养。内伤多责之禀赋不足，肾亏腰府失养；外感为风、寒、湿、热诸邪痹阻经脉，或劳力扭伤，气滞血瘀，经脉不通而致腰痛。

三、诊断

1.症状

（1）腰痛：腰椎间盘突出症的患者，绝大部分有腰背痛的表现。腰背痛可出现在腿痛之前，亦可在腿痛的同时或之后出现。发生腰背痛的主要原因，是椎间盘突出刺激了外层纤维环及后纵韧带中的窦椎神经纤维。由于韧带、肌腱、骨膜和关节周围的组织，均属于中胚叶结构组织，对疼痛极为敏感。但这类疼痛感觉的部位较深，定位不准确，一般为钝痛、刺痛或放射痛。

（2）坐骨神经痛：由于95%左右的椎间盘突出症发生于腰4/5及腰5/骶1椎间隙，故多伴有坐骨神经痛。坐骨神经痛大多为逐渐发生，且疼痛多呈放射性，由臀部、大腿后外侧、小腿外侧至足跟部或足背。有的患者为了减轻疼痛、松弛坐骨神经，行走时取前倾位，卧床时取弯腰、侧卧、屈髋、屈膝位，严重者仅能取膝胸位姿势睡觉。坐骨神经痛可在某种姿势下，因活动或腹压增加而加重或出现触电般的放射痛。在高位腰椎间盘突出时，可压迫相应的上腰段神经根，出现大腿前内侧部分或腹股沟部疼痛。

（3）下腹部痛或大腿前侧痛：在高位腰椎间盘突出症或及外侧型腰椎间盘突出症，可致腰2~4神经受累，出现神经根支配区的下腹部腹股沟区或大腿前内侧疼痛。

（4）麻木：椎间盘突出刺激了本体感觉和触觉纤维，引起肢体麻木感而不出现下肢疼痛。麻木感觉区按受累神经区域皮节分布。

（5）间隙性跛行：患者行走时，行走距离增多引起腰背痛或不适，同时感觉患肢疼痛和麻木加重。出现症状行走的距离从10余米至数百米不等。当取蹲位或坐位休息短暂时间症状减轻，在行走时症状重复出现。此系椎间盘组织压迫神经根和椎管容积减少时，出现神经根充血、水肿等炎症反应。当行走时，因下肢静脉回流量增加，椎管内受阻的椎静脉丛逐渐扩张，加重了对神经根的压迫，引起缺氧，出现症状。

（6）马尾综合征：见于中央型腰椎间盘突出症。病人可有左右侧交替出现的坐骨神经痛和会阴区麻木感。有些病人在重体力劳动后或在机械牵引和手法修复后，突然出现剧烈腰骶部疼痛，双侧大腿后侧疼痛，会阴区麻木，排便和排尿无力或不能控制等严重的马尾神经受损症状。以后疼痛消失，出现双下肢不全瘫痪，括约肌功能障碍；女性因尿潴留而假性尿失禁，男性性功能障碍出现阳痿。

（7）肌肉瘫痪：神经根严重受压时使神经麻痹肌肉瘫痪。腰4/5椎间盘突出，腰5神经根麻痹，胫前肌、腓骨长、短肌、伸踇长肌和伸趾长肌瘫痪，出现足下垂。其中以伸踇长肌瘫痪，踇趾不能背伸最常见。腰5/骶1椎间盘突出，骶1神经根受累，腓肠肌和比目鱼肌肌力减退，提足跟无力，但瘫痪罕见。个别产妇分娩过程中，因腹压急骤增加而致椎间盘组织急性突出，严重压迫神经根。表现为分娩后突发局限于腓总神经支配区域的肌肉瘫痪，且疼痛不著，称为母性产瘫，有别于新生儿的产瘫。

（8）患肢发凉：因患肢疼痛反射性地或因刺激了椎旁的交感神经纤维，

引起交感性血管收缩，出现坐骨神经痛并小腿及足趾皮温减低，尤以足趾为著。此种皮温减低的现象，在骶1神经根受压较腰5神经根受压更明显。

2.体征

（1）步态：疼痛明显者常有跛行，严重者需扶拐。

（2）腰部体征：腰椎生理前凸变小，腰肌紧张或痉挛，腰椎出现姿势性侧凸，与突出髓核与神经根相对关系有关，如髓核突出在神经根内侧，腰椎则凸向健侧，髓核突出在神经根外侧，腰椎则凸向患侧，可松弛受压神经根，缓解疼痛。在棘间或椎旁1cm（椎板间隙）常有明显压痛并向下肢放射。腰椎活动受限程度不同，多数前屈活动受限。

（3）神经体征：受累神经根可出现其所支配的运动、感觉和腱反射的异常。如肌力减弱、肌肉萎缩，感觉过敏、减退或消失，反射减弱或消失。腰5神经根受累，常有胫前肌、拇伸肌及第2趾伸肌肌力减弱，严重者足下垂，疼痛放射区感觉减弱，膝反射和踝反射改变不明显。骶1神经根受累，可有足趾跖屈肌力或第3、4、5趾伸肌肌力减弱，疼痛反射区感觉减退，踝反射减弱或消失。腰4神经根受累，可有股四头肌萎缩和肌力减弱，疼痛放射区感觉减退，膝反射减弱或消失。马尾神经受累有鞍区感觉减退或消失。

3.特殊检查

（1）直腿抬高试验：患者双下肢伸直仰卧，检查者一手扶住患者膝部使其膝关节伸直，另一手握住踝部并徐徐将之抬高，直至患者产生下肢放射痛为止，记录下此时下肢与床面的角度，即为直腿抬高角度。正常人一般可达80°左右，且无放射痛。若抬高不足70°，且伴有下肢后侧的放射痛，则为阳性。

（2）健肢直腿抬高试验：健侧直腿抬高试验时，患肢出现坐骨神经痛者为阳性。其机制为直腿抬高健侧下肢时，健侧神经根袖牵拉硬膜囊向远端移动，从而使患侧的神经根也随之向下、向内移动，当患侧椎间盘突出压迫神经根的腋部时，神经根向远端的移动受到限制而诱发坐骨神经痛。如突出的椎间盘在神经根肩部时，此试验为阴性。

（3）直腿抬高加强试验：即在操作直腿抬高试验达阳性角度时（以患者诉说肢体放射痛为准），再将患肢足部向背侧屈曲以加重对坐骨神经的牵拉。阳性者主诉坐骨神经放射痛加剧。本试验的目的主要是除外肌源性因素对直腿抬高试验的影响。

（4）屈颈试验：患者仰卧，也可端坐或者直立位，检查者一手置于患者胸部前，另一手至于枕后，缓慢、用力的上抬其头部，使颈前屈，若下肢出现放射痛，则为阳性。阳性者主要见于腰椎间盘突出症的"根肩型"患者。其主要机制是屈颈时硬脊膜上移，脊神经根被动牵扯，加重了突出的椎间盘对神经根的压迫，因而出现下肢的放射痛。

（5）仰卧挺腹试验：仰卧挺腹试验是应用椎管内压力增加，牵拉刺激了受损的神经根而引出腰痛或下肢放射痛。用于检查神经根周围是否存在软组织损伤和无菌性炎症。

（6）股神经紧张试验：俯卧位，健侧下肢自然伸直，患侧膝关节伸直，检查者一手固定患者骨盆，另一手握住患者小腿下端上提，使髋关节处于过伸位，出现大腿前方疼痛为阳性。提示腰3或腰4神经根受压。股神经牵拉试验是腰腿痛体查中常用的方法之一，又称屈膝试验、ELY征或跟臀试验。腰4/5、腰5/骶1椎间盘突出时，此试验为阴性。当腰椎后突明显时，做此试验可因骨盆后旋而产生腰痛，但无股神经痛，不可误认为阳性。腰4和腰5椎间孔比起其他椎间孔要狭长一些，神经根在椎间盘和骨质之间受压的机会较大。腰4和腰5神经根呈"S"形通过椎间孔，首先在上一椎弓根的内下面发生撞击。然后是下一个椎弓根的上外面。在做股神经牵拉试验时引起坐骨神经痛是因为腰4神经根的移动牵拉已发炎和紧张的腰5神经根所致。因此，对疑有腰4/5椎间盘突出的患者，在做股神经牵拉试验时产生坐骨神经痛即是在该水平有病损的特征性诊断依据。

4.检查

（1）腰椎X线平片：单纯X线平片不能直接反应是否存在椎间盘突出，但可见椎间隙变窄、椎体边缘增生等退行性改变，是一种间接的提示，部分患者可以有脊柱偏斜、脊柱侧凸。此外，X线平片可以发现有无结核、肿瘤等骨病，有重要的鉴别诊断意义。

（2）CT检查：CT可较清楚地显示椎间盘突出的部位、大小、形态和神经根、硬脊膜囊受压移位的情况，同时可显示椎板及黄韧带肥厚、小关节增生肥大、椎管及侧隐窝狭窄等情况，对本病有较大的诊断价值，目前已普遍采用。

（3）MRI检查：MRI无放射性损害，对腰椎间盘突出症的诊断具有重要意义。MRI可以全面地观察腰椎间盘是否病变，并通过不同层面的矢状面影像及所累及椎间盘的横切位影像，清晰地显示椎间盘突出的形态及其与硬膜囊、神经根等周围组织的关系，另外可鉴别是否存在椎管内其他占位性病变。但对于突出的椎间盘是否钙化的显示不如CT检查。

（4）其他：电生理检查（肌电图、神经传导速度与诱发电位）可协助确定神经损害的范围及程度，观察治疗效果。实验室检查主要用于排除一些疾病，起到鉴别诊断作用。

四、辨证分型

1.血瘀气滞　近期腰部有外伤史，腰腿痛剧烈，痛有定处，刺痛，腰部僵硬，俯仰活动艰难，痛处拒按。舌质暗紫，或有瘀斑，舌苔薄白或薄黄，脉沉涩或脉弦。

2.寒湿痹阻　腰腿部重着，转侧不利、冷痛，痛有定处，虽静卧亦不减或反而加重，日轻夜重，遇寒痛增，得热则减。舌质胖淡，苔白腻，脉弦紧、脉缓或沉紧。

3.湿热痹阻　腰及腿痛，痛处伴有热感，或见肢节红肿，口渴不欲饮。苔黄腻，脉濡数或滑数。

4.肝肾亏虚　腰腿痛缠绵日久，反复发作，乏力、不耐劳，劳则加重，卧则减轻；包括肝肾阴虚及肝肾阳虚证。阴虚证证见：心烦失眠，口苦咽干。舌红少津，脉弦细而数。阳虚证证见：四肢不温，形寒畏冷，筋脉拘挛。舌质淡胖，脉沉细无力等症。

五、安全操作

1.治疗方案

（1）处方：突五针。

（2）治疗策略：轻症且首次治疗，可单纯埋线针刀松解；症状较重可在埋线同时，注入益气消炎镇痛液或臭氧，也可以在"突五针"的基础上加"臀五针"治疗。

2.体位　俯卧位。

3.针具选择

（1）针具：3.4cm或6.8cm长7号埋线针刀。

（2）线体：3.0cm长4-0PGA线体。

4.定点与选穴

（1）腰中点：后正中线上，在病变腰椎间盘棘突之间一点。

（2）关节突关节点：病变腰椎间盘上下棘突左右旁开2.5cm点，共4点。

5.操作技巧 术区常规消毒，戴无菌手套。

（1）腰中点：押手在定点处按压，刺手持针，刃口线与躯干纵轴平行。将带有线体的埋线针刀抵住皮肤，针体与皮肤垂直，轻轻加压后快速突破，缓慢推进，直达棘间韧带，当针下感到坚韧，患者诉有酸胀感时，即为病变部位。等线体完全没入皮下时，旋转针体360°，回提针具将线体埋入病变部位，然后再纵切纵摆3下，出针，按压针孔观察无出血后用创可贴贴敷。

（2）关节突点：押手在定点处按压，刺手持针，刃口线与躯干纵轴平行，将带有线体的埋线针刀抵住皮肤，针体与皮肤垂直，轻轻加压后快速突破，缓慢推进，直达病变腰椎间盘所在的关节突关节时，旋转针体360°，回提针具将线体埋入病变部位，然后纵切关节突关节囊3下，出针，按压针孔观察无出血后用创可贴贴敷。

6.埋线针刀术后正骨手法

（1）压臀推肩法：腰椎间盘突出症"突五针"治疗以后，术者立于患者健侧，患者取健侧卧位，健肢伸直，患肢屈曲，术者一手向内按压患者臀部，另一手置于患者肩关节前上方，双手反方向间歇性用力推动，并配合患者呼气动作，力度以患者能耐受为度，然后回归原位。反复进行上述操作，共计操作3~6次。此法主要用于松解腰椎小关节、关节囊、韧带及腰部肌肉、肌筋膜等。

（2）交叉掌压法：腰肌劳损埋线针刀松解以后，患者取俯卧位，术者立于患者的右侧，双手伸直，前臂交叉，双手掌根交叉按压于双侧腰肌，由上到下依次按压，按压时频率要慢并配合患者呼气，力度以患者能耐受为度。共计按压3~6遍。此法主要用于松解疏通腰大肌、髂腰韧带、腰部的其他肌肉及韧带。

7.注意事项

（1）切忌生硬粗暴的手法操作。

（2）手法治疗结束后，指导患者掌握正确的活动姿势及功能锻炼，避免不当运动造成病情加重。

（3）松解、埋线必须按操作规范执行。

（4）关节突关节点进针方向为垂直刺入。

（5）操作过程严格无菌操作。

六、病案

陈某，男，48岁。主诉：右脚背屈无力3个月。患者3个月前因劳累出现右脚背屈无力，休息1周后稍有缓解，劳累后发作。于当地医院行CT检查示腰4/5，腰5/骶1椎间盘突出，给予相关治疗后未见明显疗效。查体：腰4/5棘突间隙有压痛，右下肢直腿抬高试验阳性，右脚背屈肌力减弱，余正常。第一次治疗：取"突五针"埋线针刀治疗。治疗后患者自诉腰部疼痛缓解，右脚背屈自觉有力，查体：右下肢直腿抬高试验阳性，臀部稍有疼痛。第二次治疗：取"突五针"加"臀五针"埋线针刀治疗。治疗两周后患者症状较前明显改善，查体：右下肢直腿抬高试验阴性，臀部疼痛缓解。第三次治疗：取"突五针"+"臀五针"阳性点、承扶、委中、承山埋线针刀治疗，1周后患者诉诸症消除。

附：腰肌劳损、第三腰椎横突综合征、腰方肌与腰肋韧带损伤、髂腰韧带损伤、臀上皮神经卡压综合征、臀中肌损伤、梨状肌综合征、股骨头缺血性坏死、膝骨性关节炎埋线针刀处方

腰肌劳损处方：损五针。

第三腰椎横突综合征处方：损五针。

腰方肌与腰肋韧带损伤处方：损五针。

髂腰韧带损伤处方：损五针。

臀上皮神经卡压综合征处方：臀五针。

臀中肌损伤处方：臀五针。

梨状肌综合征处方：臀五针。

股骨头缺血性坏死处方：臀五针。

膝骨性关节炎处方：臀五针配合膝五针、腘五针。

第六节 膝骨性关节炎

一、概念

膝骨关节炎又称退行性关节炎、增生性骨关节炎，是一种以关节软骨的变性、破坏及骨质增生为特征的慢性关节病。骨性关节炎属中医"骨痹""膝痹"范畴。膝骨关节炎是临床上的常见病、多发病，并且是引起活动障碍的主要原因。

二、病因病机

【西医病因病理】

膝骨关节炎的发生一般由膝关节退行性病变、慢性劳损、外伤、骨质疏松、过度劳累等因素引起。该病多发生于中老年人，女性多发于男性。另外肥胖、体重的增加和膝骨关节炎的发病成正比。长期不正确的走路姿势、负重用力、长时间下蹲导致膝关节软组织损伤、膝关节的受凉受寒也是导致膝关节炎的原因。

膝关节是全身最大的关节之一，它是人体中负重关节，也是最易损伤的关节之一。随年龄增大、胶原蛋白的缺乏，膝关节囊萎缩、变性和纤维化，关节变得僵硬而不灵活，滑液分泌异常，引起软骨细胞营养不足，软骨内水分的含量下降，软骨的主要成分糖胺聚糖也减少，关节软骨缺乏弹性，则容易受到磨损而破碎。为了适应膝关节承受力的需要，导致关节软骨边缘有骨质增生，即老年人的骨性关节炎的发生。

【中医病因病机】

膝骨关节炎属中医"骨痹""膝痹"范畴。《素问·痹论》："风寒湿三气杂至，合而为痹也。"痹症之病变部位在筋骨关节，筋骨有赖于肝肾中精血的充养，又赖于督肾中阳气之温煦，肾虚则先天之本不固，百病滋生。华佗在《中藏经》有云："肝主筋、肾主骨。"《素问·脉要精微论》云："膝者筋之府。屈伸不能，行则偻附，筋将惫矣。"因此，人到中年后，肾阴虚较为明显。肾虚不能主骨充髓，而腰为肾之府，故肾虚则腰痛。肝肾同居下焦，肾气虚则肝气亦虚，肝虚则无以养筋以束骨利机关。肝主筋，膝者筋之府，肝气虚则膝痛，且以夜间为著。又肾为寒水之经，寒湿之邪与之同气相感，深袭入骨，闭阻经络使气血不行，关节闭塞，筋骨失养，渐之筋挛，关节变形，不得伸屈；肝肾精亏，肾督阳虚，不能充养温煦筋骨，使筋挛骨弱而邪不去，痰浊瘀血逐渐形成，活动受限。

三、诊断

1.近1个月内反复膝关节疼痛。

2.X线片（站立或负重位）示关节间隙变窄、软骨下硬化和囊性变、关节缘骨赘形成。

3.关节液（至少2次）清凉、黏稠，白细胞<2000个/ml。

4.中老年患者（≥40岁）。

5.晨僵≤3分钟。

6.活动时有骨擦音（感）。

综合临床、实验室及X线检查，符合1+2或1+3+5+6或1+4+5+6，可诊断膝骨性关节炎。

四、辨证分型

1.**风寒湿痹**　肢体关节酸楚疼痛、痛处固定，有如刀割或有明显重着感或患处表现肿胀感，关节活动欠灵活，畏风寒，得热则舒。舌质淡，苔白腻，脉紧或濡。

2.**风湿热痹**　起病较急，病变关节红肿、灼热、疼痛，甚至痛不可触，得冷则舒为特征，可伴有全身发热，或皮肤红斑、硬结。舌质淡，苔白腻，脉滑数。

3.**瘀血闭阻**　肢体关节刺痛，痛处固定，局部有僵硬感，或麻木不仁，舌质紫暗，苔白而干涩。

4.**肝肾亏虚**　膝关节隐隐作痛，腰膝酸软无力，酸困疼痛，遇劳更甚，舌质红，少苔，脉沉细无力。

五、安全操作

1.治疗方案

（1）处方：膝五针+腘五针

（2）治疗策略：轻症且首次治疗者，可单纯用埋线针刀松解；重症且反复治疗者，可于松解同时注入益气消炎镇痛液或者臭氧。

2.体位

（1）患者取仰卧位，充分暴露膝关节治疗部位，并使膝关节屈曲30°~45°，膝关节后方置垫薄枕。

（2）患者取俯卧位，充分暴露腘窝部位。

3.针具选择

（1）针具：3.4cm或6.8cm长7号埋线针刀。

（2）线体：3.0cm长4-0PGA线体。

4.定点与选穴

（1）膝五针由血海点、梁丘点、内膝眼点、外膝眼点和阳陵泉点组成。

①血海点：仰卧或正坐屈膝，在大腿内侧，髌底内侧端上2寸，股四头肌内侧头的隆起处。

②梁丘点：仰卧伸下肢，或正坐屈膝，在大腿前面，当髂前上棘与髌底外侧的连线上，髌底上2寸。

③内、外膝眼点：屈膝，在髌韧带两侧凹陷处，在内侧的称内膝眼，在外侧的称外膝眼。

④阳陵泉点：仰卧或侧卧，在小腿外侧，当腓骨头前下方的凹陷处。

（2）腘五针由腓内点、腓外点、腘肌止点、腓骨头点、鹅足点组成。

①腓内点：位于腓肠肌内侧头，即股骨的内上髁上部压痛点。

②腓外点：位于腓肠肌外侧头，即股骨的外上髁上部压痛点。其上部为跖肌起点。

③腘肌止点：位于腘肌止点，胫骨上端的后面，腘线以上的压痛点。

④腓骨头点：位于胫骨上端的后面，是比目鱼肌起点和股二头肌止点、附近附着外侧副韧带的止点。

⑤鹅足点：位于胫骨粗隆的内侧面。可松解缝匠肌薄膜腱、内侧副韧带。

5.操作技巧 术区常规消毒，术者戴口罩及无菌手套并铺无菌洞巾。

（1）血海点：压手（左手拇指）在定点处按压，右手持埋线针刀，将带有线体的针具抵住皮肤，针刀体与皮肤垂直，刃口线与股四头肌方向一致，轻轻按压后快速突破，通过皮肤、皮下组织、穿过股内侧肌后有落空感，到达髌上囊，线体完全没入皮下后，旋转针体，回提针具，将线体留在皮下，纵切3下后出针，按压针孔，创可贴贴敷。

（2）梁丘点：同"血海点"，方向相反。

（3）内、外膝眼点：压手在定点处按压后，右手持埋线针刀，针刀体与皮肤垂直，刃口线与髌韧带走形方向一致，快速进针后，调整针尾方向，向膝对侧穿刺2~3cm，再缓慢进针，突破髌下脂肪垫，纵切3下，透破脂肪垫即可，缓慢出针，针口处消毒按压后创可贴贴敷。注意关节腔内禁止埋线，埋线针刀空针穿刺即可。

（4）阳陵泉点：压手在定点处按压，右手持埋线针刀，将带有线体的针具抵住皮肤，针刀体与皮肤垂直，刃口线与下肢纵轴平行，轻轻按压后快速突破，通过皮肤、皮下组织，缓慢进针，到达腓骨与胫骨交叉处下缘，稍退针体，旋转针体，回提针具，将线体留在皮下，出针。

（5）腘五针：患者取俯卧位，术者坐于患肢的一侧，戴检查手套，用定点笔定点，术区消毒，术者换戴无菌手术手套并铺无菌洞巾；术者左手拇指再次定点并按压固定皮肤，右手拇食二指持杨氏埋线针刀（空针），右手中指及无名指指端支于操作点旁，将埋线针刀的开孔斜面及外露线体朝左手拇指，刃口线于身体纵轴平行，针体于皮面切线位垂直，快速刺入皮肤，直达骨面，行纵切纵摆3下缓慢出针并按压针孔，观察不出血后用无菌贴贴敷。

6.术后手法 屈膝屈髋法：膝关节埋线针刀松解以后，患者取仰卧位，术者立于患侧，一手握住患侧踝关节，一手手心置于患膝关节上方，屈膝屈髋，使患膝关节尽可能屈曲，到达患者最大承受位置时停顿3秒，置于患膝关节上方的手掌移至膝关节外侧面，在缓慢伸膝关节时用力将膝关节向内侧推挤直至关节伸直，然后再次屈曲患膝关节，置于患膝关节上方的手掌移至膝关节内侧面，在缓慢伸膝关节时用力将膝关节向外侧推挤直至关节伸直。相同的方法操作3~6遍。此法主要用以松解膝关节内外侧副韧带、膝关节周围肌腱、腱膜、关节囊及各种软组织粘连等。

7.注意事项　埋线针刀在双侧膝眼处操作时，禁止埋线。线埋在所有关节腔（囊）里，感染的概率增多，且不易吸收。膝骨性关节炎患者经埋线针刀治疗后嘱患者休息3~5天，避免加重患者疼痛，影响治疗效果。

六、病案

患者刘某，女，52岁。主诉：左侧膝关节间断红肿疼痛6年余，加重3个月。患者自诉左膝关节间断红肿疼痛6年余，3个月前左侧膝关节疼痛加重，肿大，膝关节活动受限、不能行走。诊断：①膝关节滑膜炎；②左侧半月板损伤。查体：膝关节肿大，屈膝活动度明显受限，下肢不能着力行走。治疗：臀五针+膝五针+腘五针+术后手法，经4次治疗后患者疼痛消失，行走自如。

附：髌下脂肪垫损伤、腘肌损伤、腓总神经卡压综合征

髌下脂肪垫损伤处方：膝五针。

腘肌损伤处方：腘五针。

腓总神经卡压综合征处方：腘五针。

第七节　跟骨骨刺

一、概念

跟骨骨刺是临床上的常见病、多发病、疑难病，又称"跟骨痛"。机体素质的下降、长期慢性的劳损，以及持久站立、行走及运动的刺激，均可使跟骨结节前下滑囊、跖腱膜下滑囊等滑囊囊壁充血、肥厚、囊腔积液；跟腱附着点处或跟腱纤维撕裂、组织渗出；脂肪垫充血、肥厚；跖腱膜附着点处产生充血性渗出、钙化性改变；跟骨结节退变、钙化。跟骨骨刺是跟骨下跖腱膜附着点增生的骨嵴在跟骨侧位X线片上的表现。易使人误解，会让病人认为真有一根"骨刺"戳在足跟的肌肉内，非拔除不能解除其疼痛。其实，跟骨"骨刺"真正的形态是一片骨质增生，而非一根"刺"。跟骨骨刺所产生疼

痛与跟下脂肪垫炎、跟结节前下滑囊炎及跖腱膜炎等有着密切的关系，有时病变互相交织在一起，因此以同一疾病进行叙述更为方便。跟骨骨刺常见于老年人，女性及肥胖者更为多见。此病多种保守方法治疗均收效甚微，手术切除"骨刺"也不易根治。

二、病因病机

【西医病因病理】

跟骨骨刺（或称骨质增生），位于跟结节的前下方，一般骨质增生的宽度约为20~25mm，其前端为跖腱膜等组织的起点。

跟骨骨刺产生的原因历来说法不一。一些人认为，跟骨骨刺的产生与淋病、梅毒有关，与动脉硬化、类风湿关节炎、强直性脊柱炎或遗传有关。近年来，从生物力学角度研究跟骨刺，绝大多数学者认为跟骨刺（跟骨结节前下部的骨质增生）是由于跖腱膜产生的异常牵拉所致。病人多合并不同程度的扁平足。具体说，跟骨骨刺产生和跟骨痛的原因有以下几个方面。

1.跖腱膜的异常高应力。跖腱膜抵止在跖垫中的纤维与第1趾骨的基底部紧密连接，直达骨膜。因此，跖垫与跖腱膜实质是一个连续的整体。正常走路时，身体重心向前，足趾背伸，第1趾节即将跖腱膜拉紧，足弓上提，结果使跖腱膜受到很大的牵拉力。如果病人长时间站立，长途行走，体重增加或足力降低等情况下，就可能在足底腱膜跟骨结节附着处发生慢性损伤，形成慢性纤维组织炎症，由于应力失调而形成"骨刺"，引起滑膜炎及跟痛。如果足底或/及踝侧肌无力，则跖腱膜承受的拉力则更大。若足弓下陷，足底长、短韧带松弛则更增加了腱膜的负担。再加上体重的下压，如此多种因素汇聚在一起使跖腱膜遭受长期的、持续的拉应力，便会在跖腱膜跟骨止点处出现应力性改变——骨质增生，俗称跟骨刺。

2.踇展肌也起于跟骨结节，在其内侧。它是维持足内侧弓的重要结构。根据其同样的应力改变，亦可产生骨刺，只不过是骨质增生在跟结节的内侧。不仅如此，踇展肌的下方还行走着胫后神经的跟支，当踇展肌紧张时可压迫该神经而产生疼痛。这就可以解释，为什么跟骨骨刺的压痛点不是一个，而多为两个，一个靠近中央，一个则在外侧。

3.附着于跟结节的各腱，均存在着腱围结构，及腱周疏松结缔组织、滑液囊、脂肪垫等。在跟结节与跟腱之间确实存在这些组织，并且可用MRI影像证明滑囊炎、脂肪垫炎等病理改变。如果已存在骨质增生，又出现腱围结构的无菌性炎症，其疼痛便十分剧烈；而虽有跟骨骨刺存在，但却无腱围结构的病变，就无疼痛症状，故称无痛性或无症状性跟骨骨刺。

引起跟骨骨刺的原因有多种，在治疗跟骨骨刺时，就应当考虑多方面的因素，针对其病理改变来设计治疗方案。只有这样，才能有的放矢，取得良好疗效。

【中医病因病机】

足跟是人体主要的受力负重部位。由于劳累过度，腰脚伤损，骨弱筋弛，加之高年之人，脾肾阳虚，肾精亏耗不足以濡养筋骨，故发足跟疼痛。若起居失慎，露卧贪凉或久居湿地，则风寒湿之邪乘虚而入，痹阻经络，血脉滞涩，则发为痹之症。

跟痛症的辨证首先应从肾虚立论。若病久不愈，血脉滞涩，营卫不得贯通，或居湿地，贪凉露卧，虚邪贼风乘虚而入则发为肾虚痹阻性跟痛。所以本症可分为肾虚与痹证性跟痛两大类。

三、诊断

1.**足跟痛**　多在晨起行走时开始，活动后可减轻，继续行走或负重时疼痛加剧。

2.**压痛点**　局限于跟骨负重区偏内外侧或跟骨大结节处。

3.**肿胀**　大多数患者跟骨周围无肿胀或有轻度红肿。

4.**X线片**　部分患者X线侧位片可见跟骨骨刺形成。

四、辨证分型

1.**气滞血瘀**　足跟痛如刺，痛处固定，拒按，动则更甚。舌质紫暗或有瘀斑，苔薄白或薄黄，脉弦紧或涩。

2.**湿热内蕴**　足跟局部疼痛，轻度红肿，有热感，压痛明显，伴口渴不欲饮。舌苔黄腻，脉濡数。

3.**寒湿痹阻**　足跟冷痛重着，痛有定处，遇寒加重，得热减轻。舌质淡胖苔白腻，脉细数。

4.**肝肾亏虚**　足跟痛缠绵日久，反复发作，劳则更甚，休息减轻，腰膝酸软无力，可伴心烦失眠，口苦咽干，舌红少津，脉弦细而数；或伴四肢不温，形寒畏冷，筋脉拘挛。舌质淡胖苔薄白，脉沉细无力。

五、安全操作

1.治疗方案

（1）处方：足五针。

（2）治疗策略：轻症且首次治疗者，可单纯埋线针刀治疗；反复治疗者，在松解的同时注入益气消炎镇痛液或者臭氧。

2.体位　患者取俯卧位，术者坐于患者的足侧，戴检查手套，用定点笔定点，术区消毒，术者换戴无菌手术手套并铺无菌洞巾。

3.针具选择　6.8cm长7号埋线针刀。

4.定点与选穴

（1）足底内侧点：作足内踝及外踝的垂线，并在足底连线，把足底连线平均分三等份，内侧的等分点为足底内侧点。

（2）足底外侧点：作足内踝及外踝的垂线，并在足底连线，把足底连线平均分三等份，外侧的等分点为足底外侧点。

5.操作技巧

（1）足底外侧点：刃口线与跖腱膜腱纤维走向平行，即与足长轴平行，针体与足远端皮面呈60°。快速进入皮肤、皮下组织，达骨刺前端骨面。调整刃口，将刃口线移至骨刺前端，透过跖腱膜，进入骨刺与跟骨之间，并达到跟骨面。此处为腱膜下滑液囊，跟脂肪垫存在之处，纵切3刀。然后提起刀锋至腱膜浅面，调转刃口线90°在腱膜与骨刺间横切3刀。

（2）足底内侧点：刃口线与足纵轴平行，针体与皮面呈60°刺入皮肤与皮下组织，直达骨面，纵切3刀即可。

术毕，针口用创可贴或无菌敷料覆盖，固定。

6.术后手法　开天劈底法：跟骨骨刺埋线针刀松解以后，患者取俯卧位，膝关节屈曲90°，足底朝上，术者立于患者的左侧，左手握于患足跖趾关节处，并使患足背屈位，右手五指伸直，以第五掌指关节为中心垂直足弓用力敲击3~6下。此法主要用以松解趾长韧带、趾方肌、趾短屈肌和跖腱膜。

7.注意事项　诊断明确，定点精准，操作得当。两周一次，3次一疗程。

针刀治疗的目的不是将骨"刺"（骨质增生）切掉，亦非将骨刺的前端"磨平"，而是要消除形成骨刺的原因，当松解了跖腱膜后亦即消除了引起骨质增生的异常高应力的来源，也就消除了"骨刺"增生的根源。因此，治疗"跟骨骨刺"不要把功夫下在切掉骨刺上。

跟骨骨"刺"的针刀闭合型手术是直接治疗跖腱膜下的滑囊炎、脂肪垫炎，是松解跖腱膜的异常高应力。所以，刀锋一定要到达跖腱膜与骨刺连接处的深面位置，只在骨刺上切割、剥离，往往疗效不佳。

埋线针刀治疗本病，有几处病变就需治疗几处。不应一律都取一个或两个点，不应遗漏其他治疗点。跟骨骨刺全部治疗点治疗后，反复几次仍无疗效时，同时又有跟骨骨内压增高的表现者应行跟骨内骨减压治疗，否则不可能取得疗效。

六、病案

王某，女，36岁。主诉：右脚脚跟痛半年余。患者半年前无明显诱因出现右脚脚跟痛，久行久立后疼痛加重，X线检查示跟骨骨刺形成。遂来我处就诊，症见压之脚跟疼痛加重。诊断：跟骨骨刺。治疗：给予足底内侧点、足底外侧点埋线针刀松解，注射益气消炎镇痛液治疗，治疗2次后症状消失，随访无复发。

附：跖管综合征、跟下脂肪垫炎

跖管综合征处方：足五针。

跟下脂肪垫炎处方：足五针。

第八节　枢椎棘突综合征

一、概念

枢椎棘突综合征是以第二颈椎（枢椎）棘突压痛为主要特征，伴有或不伴有压迫椎动脉、交感神经和枕项部疼痛等系列症状，通过针对性治疗能取得良效的一组疾病，由兰州大学第一附属医院杨才德教授首次提出。枢椎棘突综合征是椎动脉型颈椎病的一种症状，是临床上中老年人的常见病、多发病。随着人们生活方式和工作方式的改变，以枢椎棘突压痛为主要症状的颈椎病患病率逐渐上升。

二、病因病机

【西医病因病理】

本病的病因病理比较复杂，该病起病缓慢，与现代人过度玩手机、长时间操作电脑和伏案工作有关。病因包括不良的生活习惯和工作姿势、慢性劳损、外伤等。

多种原因导致了椎动脉受压，或因交感神经受到刺激，使椎动脉痉挛，椎动脉血流减少，产生椎–基底动脉供血不足而出现一系列的临床症状。症状以发作性眩晕和头痛为主。当头部向一侧转或侧屈时，同侧的椎间孔受到挤压，椎动脉血流减少，但对侧椎动脉可以代偿；当项部出现病变，椎动脉供血不足而产生眩晕。一般头转向一侧而产生症状时，病变部位在对侧，眩晕时可伴有迷路症状，如耳鸣、耳聋及听力下降，有时可有呕吐。头痛为跳痛、刺痛或胀痛，一般为单侧，也可为双侧，部位常为顶枕部及前额部，可伴有恶心、呕吐及出汗等。有时候可发生一过性猝倒，视力障碍。均为大脑后动脉短暂缺血所致。

【中医病因病机】

中医学认为颈椎病的病因病机总体属素体虚弱或久坐耗气，正气不足，腠理不密，卫外不固，感受外邪，久则入里伤筋伤骨。"肝肾亏虚是为本，风寒湿邪为标"。其疼痛多是骨损筋伤，气血瘀滞所致。虚者多因气虚血瘀，或肾阳虚损，寒凝血瘀；实者或因寒湿痹阻经脉，或损伤后，气滞血瘀，或痰湿遏阻，血运失畅。

三、诊断

1.**症状**　主要是有慢性劳损或外伤史，或有颈椎退行性病变，颈、肩背疼痛，头痛头晕，颈部板硬。

2.体征　枢椎棘突压痛明显，疼痛程度双侧往往不对称，可摸到条索状硬结。伴或不伴有：颈部活动功能受限，肩胛骨内上角常有压痛，或臂丛牵拉试验阳性，或压头试验阳性，或旋颈试验阳性。

3.特殊检查　本病一般行X线检查即可，多显示正常或异常。

四、辨证分型

1.风寒阻络　项部以痛为主，头有沉闷感，伴项部僵硬，活动不利，恶寒畏风。舌淡红，苔薄白，脉弦紧。

2.气滞血瘀　项部以刺痛且固定。舌质暗，脉弦。

3.肝肾不足　眩晕头痛，耳鸣、耳聋，失眠多梦，面红耳赤。舌红少津，脉弦。

4.气血亏虚　头晕目眩，面色苍白。心悸气短，倦怠乏力。舌淡苔少，脉细弱。

五、安全操作

1.治疗方案

（1）处方：椎五针。

（2）治疗策略：轻症且首次治疗者，可单纯埋线针刀松解；定点较多且反复治疗者，可于松解的同时埋线。

2.体位　俯卧位。

3.针具选择

（1）针具：3.4cm或6.8cm长7号埋线针刀。

（2）线体：3.0cm长4-0PGA线体

4.定点与选穴　"椎五针"即在项A二点、枢中一点、枢外二点。

（1）项A点：枕外隆突正中向下（2.5±0.5）cm，旁开2.0cm处，左右各一点（枕外隆凸于乳突的弧形连线即上项线，向下平移（2.5±0.5）cm后分三等份，中内1/3点即为项A点）。

（2）枢中点：枢椎棘突从枕外隆凸正中线向下触摸，首先触到的是枕下凹，继续向下触到的骨性突起便是第二颈椎（枢椎）棘突，后正中线、棘突分叉处定一点，为枢中点。

（3）枢外点：枢中点两侧即第二颈椎棘突两侧骨缘各定一点，即为枢外点。

5.操作技巧

消毒：在术区用碘伏常规消毒，戴无菌手套，术者坐于患者的头部前方。

项A点：左手在定点处按压，右手持针，将带有线体的针具抵住皮肤，轻轻加压后快速突破，向尾侧倾斜针体，在帽状肌腱下移行，线体完全没入皮下时，旋转针体，回提针具，将线体留在皮下，然后再略微改变方向，穿刺3~6下，针下有松动感后出针，按压后创可贴贴敷。

枢中点：先以左手大拇指找准枢中点位置并按压，右手拇食二指持针，刃口线与躯干纵轴平行，刀体与皮肤垂直，紧贴左手拇指并沿按压方向进针达第二颈椎棘突正中骨面，旋转针体，回提针具，将线体留下，然后再略微改变方向，在棘突正中的上方沿骨缘横切3下，深度不超过1.7cm，出针，按压针孔。

枢外点：先以左手大拇指找准枢外点位置后并按压，右手拇食二指持针，刃口线与躯干纵轴平行，刀体与皮肤垂直，紧贴左手拇指并沿按压方向进针达第二颈椎棘突外侧缘骨面，旋转针体，回提针具，将线体留下，然后再略微改变方向，在棘突外侧骨缘外上方沿骨缘横切3下，深度不超过1.7cm，出针，按压针孔。按压针孔片刻无出血后创可贴贴敷。

6.术后手法

（1）压腕推枕法：患者取仰卧位，术者立于患者一侧，患者位于术者一侧上肢伸直，术者一手按压患者腕关节，另一手托住患者枕部向对侧推移头部，到达患者最大耐受程度时，停顿3~6秒，将头移回原位，再做压腕推枕，共计3~6次，换对侧以同样的方法再做3~6次。

（2）托枕牵引法：患者取仰卧位，术者立于患者头侧，术者一手托住患者枕部，一手握住患者下颌下面，两手同时用力与患者做颈部对抗牵引，力适可而止，每次对抗牵引至最大限度时停顿3~6秒，然后放松回位，该托枕牵引法共做3~6次。

（3）汉章手法：患者取仰卧位，术者对立于患者头侧，术者一手置于患者颞部或面部，用力推动，使患者头转向对侧至最大耐受位，停顿3~6秒，回归原位，共做3~6次，以同样的方法使头部向相反的方向转动3~6次。

7.注意事项

（1）项A点主要松解头半棘肌内丛、斜方肌、头后大直肌、头后小直肌及头枕部浅层和深层筋膜等部位的粘连、瘢痕、挛缩及增生等组织，以解除或缓解周围组织对枕大神经的卡压，松解时的刃口线需与枕大神经走行相平行。

（2）枢中点主要松解项韧带、头后大直肌、头下斜肌、颈半棘肌，头夹肌等多块肌肉和韧带，是应力较集中的部位。在松解时一定要找准位置，可松解亦可埋线。

（3）运用埋线针刀治疗既松解又埋线，能解除周围组织对神经根、血管的卡压，重新恢复项枕部的生物力学平衡而治疗颈性头痛，起到标本兼治的作用。

六、病案

患者，男，58岁。主诉：头晕头痛1年余，加重1周。患者自诉1年前劳累后出现头晕头痛，伴颈、肩背疼痛，颈部板硬，上肢麻木，休息后略有缓解。1周前病情加重来我院治疗，查体：枢椎棘突压痛，疼痛程度双侧不对称，可触及条索状硬结，颈部活动功能受限，肩胛骨内上角压痛明显。诊断：枢椎棘突综合征。治疗：埋线针刀行椎五针+枕五针治疗后，患者头晕、头痛症状消失。

第六章　内科病证

第一节　支气管哮喘

一、概念

支气管哮喘（简称哮喘）是一种由嗜酸性粒细胞、肥大细胞和T淋巴细胞等多种炎性细胞参与的以气道慢性炎症为特征的疾病。主要特征包括气道的慢性炎症，气道对多种刺激因素呈现出高反应性，广泛多变的可逆性气流受限，以及随病程的延长，而导致一系列的气道结构的变化。临床表现为反复发作性的喘息、气急、呼吸困难，胸闷或咳嗽等症状，常在夜间和清晨发作或加剧。

二、病因病机

【西医病因病理】

（一）病因

目前认为哮喘与多基因遗传有关，并受环境因素影响。环境因素主要是激发因素，包括吸入过敏原、非特异性吸入物、病毒感染、药物、气候变化、剧烈运动、妊娠等。

（二）病理

1.变态反应　根据过敏原吸入后哮喘发生时间，可将变态反应分为三种类型。①速发型哮喘反应：吸入变应原同时发生反应，15～30分钟达高峰，两小时后逐渐恢复正常。②迟发型哮喘反应：吸入变应原6小时左右发病，持续时间长，可达数天。临床症状重，常呈持续性哮喘表现，肺功能损害严重而持久。发病机制与变态反应和气道炎症有关。③双相型哮喘反应。

2.**气道炎症**　气道慢性炎症是哮喘的本质。表现为多种炎症细胞特别是肥大细胞、嗜酸性粒细胞和T淋巴细胞等在气道浸润和聚集，并分泌多种炎性介质和细胞因子。根据介质产生先后可分为两种类型。①快速释放性介质：组胺；②继发产生性介质：前列腺素、白三烯、血小板活化因子等。白三烯是很强的支气管收缩剂，可使黏液分泌增多，血管通透性增加。

3.**气道高反应**　表现为气道对各种刺激因子出现过强或过早的收缩反应，是哮喘发展的另一个重要因素。气道炎症是导致气道高反应性的重要机制之一。气道高反应性常有家族聚集倾向，受遗传因素影响，为哮喘患者共同的病理生理特征。

4.**神经机制**　支气管受复杂的自主神经支配：支气管平滑肌主要受肾上腺素受体和胆碱能受体。哮喘与 β 肾上腺素受体低下和迷走神经张力亢进有关，并可能有 α 肾上腺素神经的反应性增加。

【中医病因病机】

中医学对哮喘早有认识，在《黄帝内经》中无"哮喘"这一名称，而以"喘""喘鸣""上气"等将哮喘概括在内。其描述有："阴气在下，阳气在上，诸阳气浮，无所依从，故呕咳上气喘也"，"邪在肺则病……寒热上气喘，汗出，咳动肩背"，"起居如故而息有音者，此肺之络脉逆也"。

中医认为哮喘是一种发作性的痰鸣气喘疾病，发作时喉中哮鸣有声，呼吸气促困难，甚则喘息不能平卧。"哮"为呼吸急促，喉间哮鸣；"喘"为呼吸困难，甚则张口抬肩，鼻翼扇动。临床上哮必兼喘，喘未必兼哮。哮喘以宿痰伏肺为主因，外邪侵袭、饮食不当、情志刺激、体虚劳倦为诱因。根据病理性质分为虚证和实证。

三、诊断

1.反复发作喘息、气急、胸闷或咳嗽，多与接触过敏原，冷空气，物理、化学性刺激，病毒性上呼吸道感染，运动等有关。

2.发作时在双肺可闻及散在或弥漫性，以呼气相为主的哮鸣音，呼气相延长。

3.上述症状可经治疗缓解或自行缓解。

4.症状不典型者（如无明显喘息或体征）应至少具备以下一项试验阳性。

①支气管激发试验或运动试验阳性；②支气管舒张试验阳性[一秒钟用力呼气容积（FEV1）增加15%以上，且FEV1增加绝对值>200ml]；③最大呼气流量（PEF）日内变异率或昼夜波动率≥20%。

分期参考《中国支气管哮喘防治指南》（中华医学会呼吸病学分会哮喘学组，2016年）。

（1）急性发作期：指喘息、气急、咳嗽、胸闷等症状突然发生，或原有症状急剧加重，常有呼吸困难，以呼气流量降低为其特征，常因接触变应原等刺激物或治疗不当等所致。

（2）慢性持续期：是指每周均不同频度和（或）不同程度地出现症状（喘息、气急、胸闷、咳嗽等）。

（3）临床缓解期：指患者无喘息、胸闷、气急、咳嗽等症状，并维持1年以上。

四、辨证分型

1.发作期

寒哮：呼吸急促，喉中有哮鸣音，痰白不黏或清稀多泡沫，口不渴或渴喜热饮，形寒怕冷。舌苔白滑，脉滑紧。

热哮：气粗息涌，痰鸣如吼，胸胁胀闷，咳呛阵作，痰黄稠厚，咯吐不利，汗出，口渴喜饮，不恶寒。舌质红，苔黄腻，脉滑数。

2.缓解期

肺虚：畏寒自汗，气短声低，极易感冒，每因气候变化而诱发。舌淡，苔薄白，脉细弱。

肾虚：平时气短，动则喘促，腰酸肢软，畏寒肢冷，面色苍白。舌淡，苔白，脉沉细。

五、安全操作

1.治疗方案

（1）处方：喘五针。

（2）治疗策略：症状轻且首次治疗者，可单纯选择喘五针，用埋线针刀进行穴位埋线即可。症状较重且二次治疗者，可在喘五针埋线针刀处方的基础上进一步作其他选穴，进行系统治疗。

2. 体位

（1）仰卧位：以星状神经节点和膻中点为例，在做星状神经节点时，需枕部与背部处于同一水平高度，或取一薄枕垫于双肩下，使头尽量后仰用以充分暴露颈部，利于星状神经节点的操作。膻中穴常规体位即可。

（2）俯卧位：以定喘点、肺俞点、肾俞点为例，常规埋线。

3. 针具选择

（1）针具：4.0cm 或 8.0cm 长 8 号埋线针刀。

（2）线体：3.0cm 长 3-0PGA 线体。

4. 定点与选穴

（1）星状神经节点：第七颈椎横突前结节。

（2）膻中点：在胸部，横平第四肋间隙，前正中线上。

（3）定喘点：在脊柱区，横平第七颈椎棘突下，后正中线旁开0.5寸。

（4）肺俞点：在脊柱区，第三胸椎棘突下，后正中线旁开1.5寸。

（5）肾俞点：在脊柱区，第二腰椎棘突下，后正中线旁开1.5寸。

5. 操作技巧 埋线部位按要求用碘伏常规消毒，医者戴口罩帽子和无菌手套。

（1）星状神经节点埋线参考"手卡指压式星状神经节埋线术"。

（2）其余穴位针刀刃口线与人体纵轴平行，与肌纤维走行平行，术者左手在定点处按压，右手持针，将带有线体的针具抵住皮肤，轻轻加压后快速突破，缓慢进针，经皮下组织刺入外层筋膜，旋转针体，回提针具，将线体留在皮下，出针按压后创可贴贴敷。

6. 注意事项 埋线针刀治疗前，患者应签署知情同意书。操作过程应保持无菌操作，埋线针刀操作后创面应保持干燥、清洁、防止感染。若发生晕针应立即停止治疗，按照晕针处理。埋线针刀操作后，拟留置体内的可吸收性外科缝线线头不应露出体外，如果暴露体外，应给予相应处理。埋线针刀操作后应该进行定期随访，并及时处理术后反应。孕妇的小腹部和腰骶部，以及其他一些慎用针灸的穴位慎用埋线针刀疗法。患者精神紧张、大汗、劳累后或饥饿时慎用埋线针刀疗法。有出血倾向的患者慎用埋线针刀疗法。

六、病案

张某，女，68岁。主诉：间断气喘、咳嗽、咳痰2年余。患者2年前因受凉出现气喘、咳嗽、咳痰，晨起咳嗽剧烈，咯少量白色黏痰，上楼、负重时伴心悸，每遇天气变凉症状加重。治疗：给予星状神经节、膻中、定喘、肺俞、肾俞穴位埋线治疗，2个疗程后，患者自觉症状缓解，上楼、负重时无心悸。

附：鼻炎、咽炎、慢性支气管炎埋线针刀处方

鼻炎处方：鼻五针。

咽炎处方：咽五针。

慢性支气管炎处方：咳五针。

第二节　胃　痛

一、概念

胃痛，又称胃脘痛，是指以上腹胃脘部两侧肋骨下缘连线以上至剑突下，近心窝处疼痛为症状的病证。发病以中青年居多，多有反复发作病史，发病前多有明显的诱因，如天气变化、恼怒、劳累、暴饮暴食、饥饿、饮食生冷干硬、辛辣烟酒或服用有损脾胃的药物等。常见于急性胃炎、慢性胃炎、胃溃疡、十二指肠溃疡、功能性消化不良、胃黏膜脱垂等病。

二、病因病机

【西医病因病理】

1.**急性胃炎**　可由化学因素、物理因素、微生物感染或细菌毒素等引起。此外，精神神经功能障碍，应激状态或各种因素所致的机体变态反应均可作为内源性刺激因子，引起胃黏膜的急性炎症损害。临床上以急性应激为最主要原因，一般认为应激引起交感神经和迷走神经兴奋引起血管痉挛、收缩，

造成胃黏膜的缺血缺氧。

2.幽门螺杆菌感染 慢性胃炎的最主要的病因。有人将其称为相关性胃炎。但其他物理性、化学性及生物性有害因素长期反复作用于易感人体也可引起，病因持续存在或反复发生即可形成慢性病变。

3.消化性溃疡 胃肠道黏膜被胃酸和胃蛋白酶消化而形成的慢性溃疡，根据发生部位主要包括胃溃疡和十二指肠溃疡，其中胃酸分泌过多，幽门螺杆菌感染和胃黏膜保护作用减弱等因素是引起消化性溃疡的主要环节，胃排空延缓和胆汁反流、胃肠肽的作用、遗传因素、药物因素、环境因素、精神因素等都和消化性溃疡的发生有关。

【中医病因病机】

1.病因

（1）外邪犯胃：外感寒、热、湿诸邪，内客于胃，致胃脘气机阻滞，不通则痛。如《素问·举痛论篇》说："寒气客于肠胃之间，膜原之下，血不能散，小络急引，故痛。"

（2）饮食伤胃：饮食不节，或过饥过饱，损伤脾胃，胃气壅滞，致胃失和降，不通则痛。五味过极，辛辣无度，肥甘厚腻，饮酒如浆，则蕴湿生热，伤脾碍胃，气机壅滞。如《医学正传·胃脘痛》说："致病之由，多由纵恣口腹，喜好辛酸，恣饮热酒煎煿，复餐寒凉生冷，朝伤暮损，日积月深……故胃脘疼痛。"

（3）情志不畅：忧思恼怒，伤肝损脾，肝失疏泄，横逆犯胃，脾失健运，胃气阻滞，均致胃失和降，而发胃痛。如《沈氏尊生书·胃痛》所说："胃痛，邪干胃脘病也。……唯肝气相乘为尤甚，以木性暴，且正克也。"气滞日久或久痛入络，可致胃络血瘀，如《临证指南医案·胃脘痛》说："胃痛久而屡发，必有凝痰聚瘀。"

（4）素体脾虚：脾胃为仓廪之官，主受纳和运化水谷，若素体脾胃虚弱，运化失职，气机不畅，或中阳不足，中焦虚寒，失其温养而发生疼痛。

2.病机

（1）病位主脏在胃，与肝脾有关。胃痛的病变部位在胃，但与肝、脾的关系极为密切，还与肾有关。肝与胃是木土乘克的关系。若忧思恼怒，气郁伤肝，肝气横逆，势必克脾犯胃，致气机阻滞，胃失和降而为痛。肝气久郁，既可出现化火伤阴，又能导致瘀血内结，病情至此，则胃痛加重，每每缠绵难愈。脾与胃同居中焦，以膜相连，一脏一腑，互为表里，共主升降，故脾病多涉于胃，胃病亦可及于脾。若禀赋不足，后天失调，或饥饱失常，劳倦过度，以及久病正虚不复等，均能引起脾气虚弱，运化失职，气机阻滞而为胃痛。脾阳不足，则寒自内生，胃失温养，致虚寒胃痛；如脾润不及，或胃燥太过，胃失濡养，致阴虚胃痛。阳虚无力，血行不畅，涩而成瘀；或阴虚不荣，脉失濡养，可致血瘀胃痛。肾为胃之关，脾胃之运化腐熟赖肾阳之温煦。肾阳不足，脾失于温煦，脾胃虚寒，胃失温养，亦可致虚寒胃痛。

（2）病理性质应分虚实、寒热。胃痛早期多由外邪、饮食、情志所伤，多为实证；后期常为脾胃虚弱，但往往虚实夹杂，如脾胃虚弱夹湿、夹瘀等。

（3）胃痛的病理因素主要有气滞、食积、血瘀。病理变化为胃气郁滞，和降失常。胃为阳土，喜润恶燥，为五脏六腑之大源，主受纳、腐熟水谷，其气以和降为顺，不宜郁滞。上述病因如寒邪、饮食伤胃等皆可引起胃气阻滞，胃失和降而发生胃痛，正所谓"不通则痛"。

（4）可以衍生变证。胃痛的病理变化比较复杂，病机可以演变，产生变证。胃热炽盛，迫血妄行，或瘀血阻滞，血不循经，或脾气虚弱，不能统血，致便血、呕血。大量出血，可致气随血脱，危及生命。若脾胃运化失职，湿浊内生，郁而化热，火热内结，导致腑气不通，腹痛剧烈拒按，大汗淋漓，四肢厥逆的厥脱危证；或日久成瘀，气机壅塞，胃失和降，胃气上逆，致呕吐反胃。若胃痛日久，由气分深入血分，久痛入络致瘀，瘀结胃脘，可形成癥积。

三、诊断

1.上腹胃脘部近心窝处发生疼痛，其疼痛有胀痛、刺痛、隐痛、剧痛等性质的不同。

2.常伴食欲不振，恶心呕吐，嘈杂泛酸，嗳气吐腐等上胃肠道症状。

3.发病特点：以中青年居多，多有反复发作病史，发病前多有明显的诱因，如天气变化、恼怒、劳累、暴饮暴食、饥饿、饮食生冷干硬、辛辣烟酒，或服用有损脾胃的药物。

四、辨证分型

1.寒邪客胃 胃痛暴作，恶寒喜暖，得温痛减，遇寒加重，口淡不渴，或喜热饮。舌淡苔薄白，脉弦紧。

2.饮食伤胃 胃脘疼痛，胀满拒按，嗳腐吞酸，或呕吐不消化食物，其味腐臭，吐后痛减，不思饮食，大便不爽，得矢气及便后稍舒。舌苔厚腻，脉滑。

3.肝气犯胃 胃脘胀痛，痛连两胁，遇烦恼则痛作或痛甚，嗳气、矢气则痛舒，胸闷嗳气，喜长叹息，大便不畅。舌苔多薄白，脉弦。

4.脾胃湿热 胃脘疼痛，痛势急迫，脘闷灼热，口干口苦，口渴而不欲饮，身重疲倦，纳呆恶心，小便色黄，大便不畅。舌苔黄腻，脉滑数。

5.瘀血停胃 胃脘疼痛，如针刺、似刀割，痛有定处，按之痛甚，痛时持久，食后加剧，入夜尤甚，或见吐血黑便。舌质紫黯或有瘀斑，脉涩。

6.胃阴不足 胃脘隐隐灼痛，似饥而不欲食，口燥咽干，五心烦热，消瘦乏力，口渴思饮，大便干结。舌红少津，脉细数。

7.脾胃虚寒 胃痛隐隐，绵绵不休，喜温喜按，空腹痛甚，得食则缓，劳累或受凉后发作或加重，泛吐清水，神疲纳呆，四肢倦怠，手足不温，大便溏薄。舌淡苔白，脉虚弱或迟缓。

五、安全操作

1.治疗方案

（1）处方：胃五针。

（2）治疗策略：症状轻且首次治疗者，可单纯选择胃五针，用埋线针刀进行穴位埋线即可。症状较重且多次治疗者，可在胃五针埋线针刀处方的基础上进一步辨证选穴，进行相关对症辨证埋线治疗。

2.体位

（1）仰卧位（星状神经节点为例），在做星状神经节点的穿刺埋线时，需枕部与背部处于同一水平高度，或取一薄枕垫于双肩下，使头尽量后仰用以充分暴露颈部，利于操作。埋线针刀处方内其他穴位均在仰卧位时操作。

（2）俯卧位，可辨证选取背腧穴，其操作通常采取俯卧位。

3. 针具选择

（1）针具：4.0cm 或 8.0cm 长 8 号埋线针刀。

（2）线体：3.0cm 长 3-0 PGA 线体。

4. 定点与选穴

（1）星状神经节点：第七颈椎横突前结节。

（2）迷走神经点：乳突尖下方、寰椎横突前缘处。

（3）足三里点：在小腿前外侧，当犊鼻下 3 寸，距胫骨前缘一横指（中指）。

（4）内关点：当曲泽与大陵的连线上，腕横纹上 2 寸，掌长肌腱与桡侧腕屈肌腱之间。

（5）胃俞点：第十二胸椎棘突下旁开 1.5 寸。

5. 操作技巧　埋线部位按要求用碘伏常规消毒，医者戴口罩帽子和无菌手套。

（1）星状神经节点埋线参考"手卡指压式星状神经埋线术"。

（2）迷走神经点埋线参考"推寰循经式迷走神经埋线术"。

（3）其余穴位针刀刃口线与人体纵轴平行，与肌纤维走行平行，术者左手在定点处按压，右手持针，将带有线体的针具抵住皮肤，轻轻加压后快速突破，缓慢进针，经皮下组织刺入外层筋膜，旋转针体，回提针具，将线体留在皮下，出针按压后创可贴贴敷。

6. 注意事项　操作过程应保持无菌操作，埋线针刀操作后创面应保持干燥、清洁、防止感染。注意断针的预防和处理。若发生晕针应立即停止治疗，按照晕针处理。埋线针刀操作后应该进行定期随访，并及时处理术后反应。患者精神紧张、大汗、劳累后或饥饿时慎用埋线针刀疗法。有出血倾向的患者慎用埋线针刀疗法。埋线针刀松解穴位时以手卡指压法，避开血管和神经。嘱咐患者不吃生冷刺激性食物，少食多餐。

六、病案

张某，男，46 岁。主诉：胃肠道不适 10 年余。患者 10 年前无明显诱因出现胃痛、胃胀，腹部胀满，自行服用慢性胃肠炎药物（具体药物及剂量不详），症状时好时坏，每遇情绪激动时，则出现胃痛，满腹难受难以言表。患者为进一步诊治，遂就诊于我处，诊断：胃肠神经官能症，给予埋线针刀疗法，取星状神经节、中脘、天枢、大横、关元、足三里、膈俞、脾俞、胃俞、大肠俞、太冲穴位埋线治疗，连续治疗6次，患者情绪平稳，胃肠不适再无复发。随访3个月无复发。

附　腹痛、牙痛、带状疱疹后神经痛埋线针刀处方

腹痛处方：腹五针。

牙痛处方：齿五针。

带状疱疹后神经痛处方：疱五针。

第三节　脑卒中

一、概念

脑卒中也称为中风。中风是中医学的疾病名称，也是人们对急性脑血管疾病的统称和俗称，本病是一组以脑部缺血及出血性损伤症状为主要临床表现的疾病，又称脑血管意外，具有极高的病死率和致残率。主要分为出血性脑卒中（脑出血或蛛网膜下腔出血）和缺血性脑卒中（脑梗死、脑血栓形成）两大类。出血性脑卒中早期死亡率很高，约有半数病人于发病数日内死亡，幸存者中多数留有不同程度的运动障碍、认知障碍、言语吞咽障碍等后遗症。缺血性脑卒中患者临床上以偏瘫为主要后遗症。多发生于50岁以后，男性略多于女性。

脑卒中急性期过后，患者仍留有偏瘫、口眼㖞斜、语言障碍、吞咽困难、颜面麻木、手足麻木沉重、手指震颤、疼痛等症，即为脑卒中后遗症。

据我国流行病学调查，脑卒中的每年发病率为200/10万，每年新发脑卒中病例150万，存活者中75%致残，5年内复发率高达41%，近年来脑卒中发病率逐年递增。

二、病因病机

【西医病因病理】

（一）出血性脑卒中

（1）冬秋季比夏季好发，这是因为冬天天气冷、血管收缩、血压上升。而夏季天气转热、血管扩张、血压下降的缘故。但是夏季中暑，出汗增多也会诱发脑出血。

（2）情绪激动会使血压突然升高，引起脑出血。

（3）过度疲劳和用力过猛可引起血压升高，成为脑出血的诱因。

（4）过饱进餐和进食过分油腻的食物能使血液中的脂质增多，血液循环加快，血压突然上升，因而可导致脑出血。

脑出血后引起不同程度的脑组织破坏，虽经治疗仍留有不同程度的后遗症，此与以下因素有关。①出血量：出血量的多少直接影响临床症状的严重程度。②出血的部位：不同部位的出血，脑功能受损的程度不一。③康复期的治疗和护理：及时规范的康复治疗可以大大减少后遗症的发生。

（二）缺血性脑卒中

（1）心源性脑栓塞。

（2）动脉粥样硬化、高血脂、高血压、糖尿病。

（3）其他原因如动脉炎症等。

【中医病因病机】

1.病因　内伤积损、劳欲过度、饮食不节、情志所伤、外感时邪。

2.病机

（1）病位在心脑，与肝肾密切相关。《素问·脉要精微论》说："头者，精明之府。"李时珍在《本草纲目》中亦指出脑为"元神之府"。"精明""元神"均指主宰精神意识思维活动功能而言，因此可认为神明为心脑所主。脑卒中的病理基础为肝肾阴虚。因肝肾之阴下虚，则肝阳易于上亢，复加饮食起居不当，情志刺激或感受时邪，气血上冲于脑，神窍闭阻，故卒然昏仆，不省人事。

（2）病理性质属于本虚标实证。肾阴虚，气血衰少为致病之本，风、火、痰、气、瘀为发病之标，两者可互为因果。发病之初，邪气盛张，风阳痰火炽盛，气血上菀，故以标实为主；如病情剧变，在病邪的猛烈攻击下，正气急速溃败，可以正虚为主，甚则出现正气虚脱。而后期因正气未复而邪气独留，可出现后遗症。

（3）基本病机为阴阳失调，气血逆乱，上犯于脑。轻者中经络，重者入脏腑。因阴虚阳亢，风火痰瘀相互为患，一遇诱因激发，阴阳严重失调，气血逆乱，则致卒中。由于病位浅深，病情轻重的不同，又有中经络和中脏腑之别：①若肝风夹痰，横窜经络，血脉瘀阻，气血不能濡养机体，则见中经络之证，表现为半身不遂，口眼㖞斜，不伴神志障碍。②若风阳痰火蒙蔽神窍，气血逆乱，上冲于脑则见中脏腑重证，络损血溢，瘀阻脑络，而致卒然昏倒，不省人事。中腑者，因肝阳暴亢或瘀热腑实，风痰上扰，见㖞僻不遂，神志欠清，大便不通。中脏者，风阳痰火内闭神窍，脑络瘀阻，则见昏仆，不省人事，肢体拘急等闭证。

（4）中脏腑因邪正虚实的不同，有闭脱之分，且可发生由闭转脱的演变。

①闭证：因于痰火瘀热者为阳闭；因于痰浊瘀阻者为阴闭。

②脱证：风阳痰火炽盛，进一步耗灼阴精，阴虚及阳，阴竭阳亡，阴阳离绝，则出现脱证，表现为口开目合，手撒肢冷，气息微弱等虚脱症候。

（5）恢复期因气血失调，血脉不畅而后遗症形成。中脏腑者病情危重，但经积极抢救治疗，往往可使病人脱离危险，神志渐趋清醒，但因肝肾阴虚，气血亏损未复，风、火、痰、瘀之邪留滞经络，气血运行不畅，而仍留有半身不遂，口眼㖞斜或舌强不语等后遗症，一般恢复较慢。

三、诊断

1.临床症状　中老年患者，出现比较典型的临床表现。初期单侧上下肢瘫痪无力，肌肤不仁，口眼㖞斜，舌强语涩，时流口水，面色萎黄。后期肢体逐渐痉挛僵硬，拘紧不张。久之，则产生肢体废用性强直、挛缩，导致肢体畸形和功能丧失。

2.检查

（1）口眼㖞斜：口角及鼻唇沟歪向健侧，鼓腮漏气，但能做皱额、蹙眉及闭眼等动作。

（2）半身不遂：患侧肢体初期软弱无力，知觉迟钝或稍有强硬，后期肌张力增高，关节挛缩畸形，感觉略减退，活动功能基本丧失，患侧上肢肱二头肌、肱三头肌腱反射亢进；下肢膝腱和跟腱反射均亢进，健侧正常。

（3）血压：脑出血和脑血栓患者血压偏高；蛛网膜下腔出血患者一般血压正常；脑栓塞患者血压正常。

（4）颅脑CT、MRI检查可以确诊。脑脊液、脑血流图、脑电图、眼底、偏瘫步态等检查可帮助诊断。

四、辨证分型

1.中经络　平素头晕头痛，耳鸣目眩，腰酸腿软，突然发生口眼㖞斜，舌强语謇，半身不遂，舌质红或苔黄，脉弦细数或弦滑。

2.中脏腑

（1）闭证

突然昏仆，不省人事，牙关紧闭，两手握固，二便闭结，兼见颜面潮红，呼吸气粗，口臭身热，躁动不安，唇舌红、苔黄腻、脉弦滑而数。

（2）脱证

突然昏仆，不省人事，目合口开，鼻鼾息微，手撒肢冷，汗多不止，二便自遗，肢体软瘫，舌痿，脉微欲绝。甚至呼吸浅促或停止，瞳子不等或散大。

五、安全操作

1.治疗方案

（1）处方：风五针。

（2）治疗策略：针刀松解并埋线。

2.体位

（1）仰卧：适用于星状神经节点、颈动脉窦点、丰隆点、内关点等。

（2）俯卧位：三焦俞点等。

3.针具选择

（1）针具：4.0cm或8.0cm长8号埋线针刀。

（2）线体：3.0cm长3-0 PGA线体。

4.定点

（1）星状神经节点：第七颈椎横突前结节。

（2）颈动脉窦点：甲状软骨上缘，第四颈椎横突前结节，相当于人迎穴。

（3）丰隆点：位于小腿前外侧，外踝尖上8寸，胫骨前缘外二横指（中指）处。内与条口相平，当外膝眼（犊鼻）与外踝尖连线的中点。

（4）内关点：当曲泽与大陵的连线上，腕横纹上2寸，掌长肌腱与桡侧腕屈肌腱之间。

（5）三焦俞点：第一腰椎棘突下旁开1.5寸。

5.操作技巧 埋线部位按要求用碘伏常规消毒，医者戴口罩帽子和无菌手套。

（1）星状神经节点埋线参考"手卡指压式星状神经节埋线术"。

（2）颈动脉窦点埋线参考"分筋拨脉式颈动脉窦埋线术"。

（3）其余穴位针刀刃口线与人体纵轴平行，与肌纤维走行平行，术者左手在定点处按压，右手持针，将带有线体的针具抵住皮肤，轻轻加压后快速突破，缓慢进针，经皮下组织刺入外层筋膜，旋转针体，回提针具，将线体留在皮下，出针按压后创可贴贴敷。

6.注意事项 埋线针刀治疗前，患者应签署知情同意书。操作过程应严格无菌操作，埋线针刀必须一穴一针。若发生晕针应立即停止治疗，按照晕针处理。埋线针刀操作后应该进行定期随访，并及时处理术后反应。有出血倾向的患者慎用埋线针刀疗法。注意断针的预防和处理。

六、病案

孟某，女，73岁。主诉：脑出血后遗症3年。患者于3年前患脑出血经住院治疗好转后出院，遗留有右侧的上肢不由自主地摆动，痉挛抽动，手指握固，上肢肌张力增加，必须用左手抓住右手方能安静，经过针灸、理疗、按摩等各种方法治疗均无明显疗效。患者为进一步诊治，遂来我院就诊，给予埋线针刀疗法，取星状神经节，风五针配合患侧合谷、曲池、极泉，第1次治疗后患者的右手能够自主的放平，偶有不自主的抽动，肌张力也明显减低。经3次治疗后，患侧上肢能够自主放平，不再抽动，肌张力正常，只是功能没有完全恢复，嘱其进行功能锻炼。随访半年无复发，功能较前恢复。

第四节 高血压病

一、概念

高血压病（简称"高血压"），是指以体循环动脉血压（收缩压和/或舒张压）增高为主要特征（收缩压≥140mmHg，舒张压≥90mmHg），可伴有心、脑、肾等器官的功能或器质性损害的临床综合征。高血压是最常见的慢性疾病，也是心脑血管病最主要的危险因素。大多数患者起病缓慢，缺乏特殊临床表现，导致诊断延迟，仅在测量血压时或发生心、脑、肾等并发症时才被发现。常见症状有头晕、头痛、颈项板紧、疲劳、心悸等，也可出现视力模糊、鼻出血等较重症状，典型的高血压头痛在血压下降后即可消失。高血压患者可以同时合并其他原因的头痛，往往与血压水平无关，例如精神焦虑性头痛、偏头痛、青光眼等。如果突然发生严重头晕与眩晕，要注意可能是脑血管病或者降压过度、直立性低血压。高血压患者还可以出现受累器官的症状，如胸闷、气短、心绞痛、多尿等。另外，有些症状可能是降压药的不良反应所致。

二、病因病机

【西医病因病理】

1.遗传因素 大约60%的高血压患者有家族史。目前认为是多基因遗传所致，30%～50%的高血压患者有遗传背景。

2.精神和环境因素 长期的精神紧张、激动、焦虑，受噪声或不良视觉刺激等因素也会引起高血压的发生。

3.年龄因素 发病率有随着年龄增长而增高的趋势，40岁以上者发病率高。

4.生活习惯因素 膳食结构不合理，如摄入过多的钠盐、低钾饮食、大量饮酒、摄入过多的饱和脂肪酸均可使血压升高。吸烟可加速动脉粥样硬化的过程，为高血压的危险因素。

5.药物的影响　避孕药、激素、消炎止痛药等均可影响血压。

6.其他疾病的影响　肥胖、糖尿病、睡眠呼吸暂停综合征、甲状腺疾病、肾动脉狭窄、肾脏实质损害、肾上腺占位性病变、嗜铬细胞瘤、其他神经内分泌肿瘤等。

【中医病因病机】

高血压的病因主要为长期精神紧张或恼怒忧思，致肝郁化火；恣食肥甘或饮酒过度，致痰浊内生；劳欲过度或年老体衰，致肝肾亏损。总之，上述病因使肝肾阴阳失调，邪犯清窍发为本病。病机为肝气郁滞，郁久化火，肝阳上亢，风阳升动，上扰清窍，而见头痛、眩晕、急躁易怒、口苦。饮食不节，脾胃损伤，聚湿生痰，痰浊内阻，清阳不升，浊阴不降，胸阳不展，而见头晕、头重、胸闷。劳欲伤肾或年老肾亏，肾精亏耗，肝肾阴虚，阴不敛阳，虚阳上扰，而见头隐痛、眩晕、耳鸣、腰酸。病程迁延，久病入络，瘀血内停，阻滞脉络，血脉瘀滞，可见头痛如针刺，或胸闷刺痛，手足麻木，舌青紫，脉涩。阴损及阳，肝肾阴阳俱虚，阴不滋养，阳失温化则有眩晕、消瘦、倦怠乏力、夜尿频多。若肝阳暴涨，风随阳动，血随气逆，横窜经络，扰动心神，蒙蔽清窍，则见脑卒中昏厥重证。

三、诊断

正常血压收缩压＜120mmHg和舒张压＜80mmHg，正常血压高值收缩压120~139mmHg，舒张压80~89mmHg。高血压的定义为：

（1）诊室血压：在未使用抗高血压药的情况下，非同日3次测量，收缩压≥140和（或）舒张压≥90mmHg，可诊断为高血压。患者既往有高血压史，现正服用抗高血压药物，虽血压＜140/90mmHg，仍诊断为高血压。

（2）家庭血压≥135/85mmHg。

（3）动态血压白天平均值≥135/85mmHg，或24小时平均值≥130/80mmHg，诊断为高血压。

高血压分级标准：

1级高血压（轻度）：收缩压140~159mmHg和（或）舒张压90~99mmHg。

2级高血压（中度）：收缩压160~179mmHg和（或）舒张压100~109mmHg。

3级高血压（重度）：收缩压≥180mmHg和（或）舒张压≥110mmHg。

单纯收缩期高血压：收缩压≥140mmHg和舒张压<90mmHg。

四、辨证分型

1.风痰上扰 眩晕有旋转感或摇晃感、漂浮感，头重如裹，伴有恶心呕吐或恶心欲呕、呕吐痰涎，食少便溏。舌苔白或白腻，脉弦滑。

2.阴虚阳亢 头晕目涩，心烦失眠，多梦，面赤，耳鸣，盗汗，手足心热，口干。舌红少苔，脉细数或弦细。

3.肝火上炎 头晕且痛，其势较剧，目赤口苦，胸胁胀痛，烦躁易怒，寐少多梦，小便黄，大便干结。舌红苔黄，脉弦数。

4.痰瘀阻窍 眩晕而头重昏蒙，伴胸闷恶心，肢体麻木或刺痛，唇甲紫绀，肌肤甲错，或皮肤如蚁行状，或头痛。舌质暗有瘀斑，苔薄白，脉滑或涩。

5.气血亏虚 头晕目眩，动则加剧，遇劳则发，面色苍白，爪甲不荣，神疲乏力，心悸少寐，纳差食少，便溏。舌淡苔薄白，脉细弱。

6.肾精不足 眩晕久发不已，听力减退，耳鸣，少寐健忘，神倦乏力，腰酸膝软。舌红，苔薄，脉弦细。

五、安全操作

1.治疗方案

（1）处方：压五针。

（2）治疗策略：症状轻且首次治疗者，可单纯选择压五针，用埋线针刀进行穴位埋线即可。若症状较重且二次治疗者，可在压五针的基础上进一步辨证选穴，长期治疗。

2.体位

（1）仰卧位：以颈动脉窦为例，需枕部与背部处于同一水平高度，或取一薄枕垫于双肩下，使头尽量后仰用以充分暴露颈部，利于颈动脉窦的操作。

（2）俯卧位：降压点及背俞穴采取俯卧位。

3.针具选择

（1）针具：4.0cm或8.0cm长8号埋线针刀。

（2）线体：3.0cm长3-0 PGA线体。

4.定点与选穴

（1）颈动脉窦点：甲状软骨上缘，第四颈椎横突前结节，相当于人迎穴。

（2）降压点：第六、七颈椎棘突之间旁开2寸。

（3）曲池点：曲肘成直角，肘横纹桡侧端与肱骨外上髁连线的中点。

（4）太冲点：位于足背侧，第一、二跖骨结合部之前凹陷处。

（5）足三里点：在小腿前外侧，当犊鼻下3寸，距胫骨前缘一横指（中指）。

5.操作技巧 埋线部位按要求用碘伏常规消毒，医者戴口罩帽子和无菌手套。

（1）颈动脉窦点埋线参考"分筋拨脉式颈动脉窦埋线术"。

（2）其余穴位针刀刃口线与人体纵轴平行，与肌纤维走行平行，术者左手在定点处按压，右手持针，将带有线体的针具抵住皮肤，轻轻加压后快速突破，缓慢进针，经皮下组织刺入外层筋膜，旋转针体，回提针具，将线体留在皮下，出针按压后创可贴贴敷。

6.注意事项 埋线针刀治疗前，患者应签署知情同意书。线在使用前可用适当的药液、生理盐水或益气消炎镇痛液浸泡一定时间，应保证溶液的安全无毒和清洁无菌。操作过程应保持无菌操作，埋线针刀操作后创面应保持干燥、清洁，防止感染。注意断针的预防和处理。若发生晕针应立即停止治疗，按照晕针处理。埋线针刀操作后，拟留置体内的可吸收性外科缝线线头不应露出体外，如果暴露体外，应给予相应处理。埋线针刀操作后应该进行定期随访，并及时处理术后反应。孕妇的小腹部和腰骶部，以及其他一些慎用针灸的穴位慎用埋线针刀疗法。患者精神紧张、大汗、劳累后或饥饿时慎用埋线针刀疗法。有出血倾向的患者慎用埋线针刀疗法。颈动脉窦只能操作单侧，防止血压过低。

六、病案

颜某，男，61岁。主诉：头晕、头痛3年，加重8个月。患者自诉于3年前无明显诱因于工作后出现头晕、头痛症状，休息后症状减轻。后于某院诊断为"高血压病"，症状时轻时重。最高测得200/90mmHg，长期口服尼群地平维持治疗，血压控制欠理想。2017年6月3日在甘肃省中医院行头颅CT：

①右侧颞枕叶异常低密度，考虑脑梗死；②右侧丘脑及半卵圆中心腔隙性脑梗死。诊断：①高血压；②脑梗死。8个月前劳累后头晕、头痛加重，四肢无力。自服药物治疗后效果不明显。今日来我院就诊，经门诊检查后以"脑梗死"收住入院。入院时见：患者头晕、头痛、双侧肢体无力，行走受限。双手指麻木。时发心慌、胸闷气短，神疲乏力，手足不温，睡眠差，无汗出异常，纳食差，大小便如常。查体：T：36.2℃、P：72次/分、R：18次/分、BP：120/80mmHg。一般情况尚可，精神欠佳，面色晦暗，面部感觉对称无异常，双侧额纹无变浅，无间断性视物模糊，无流涎，伸舌居中，口角不偏，无饮水呛咳、意识丧失，四肢肌肉无萎缩及肥大，双侧肢体肌张力如常，双侧肢体无力感，肌力测量：左上肢4级，左下肢4级，右上肢4级，右下肢4级。生理反射存在，病理反射未引出。诊断：中医诊断：中风　气虚血瘀。西医诊断：①腔隙性脑梗死；②原发性高血压3级极高危；③椎基底动脉供血不足。治疗：住院期间，经完善入院相关检查，明确诊断后，予给予穴位埋线治疗两次。埋线穴位处方：风五针+压五针辨证加穴。经治后，头晕消失，四肢肌力恢复至5级。好转出院。

第五节　眩　晕

一、概念

眩晕是目眩和头晕的总称，以眼花、视物不清和昏暗发黑为眩；以视物旋转，或如天旋地转不能站立为晕，因两者常同时并见，故称眩晕。西医认为眩晕是因前庭系统等病变所致的一种机体对空间定向的运动、平衡或空间位置性幻觉。主要症状为患者感受自身或外界物体的运动性幻觉，如旋转、升降和倾斜等。体征为平衡障碍、眼球震颤、指物偏向等。眩晕可分为真性眩晕和假性眩晕。真性眩晕是由眼、本体觉或前庭系统疾病引起的，有明显的外物或自身旋转感。假性眩晕多由全身系统性疾病引起，如心血管疾病、脑血管疾病、贫血、尿毒症、药物中毒、内分泌疾病及神经官能症等几乎都有轻重不等的头晕症状，患者感觉"飘飘荡荡"，没有明确转动感。眩晕为临床常见症状，多发于青壮年，男性多于女性。

二、病因病机

【西医病因病理】

眩晕的发生有多种因素，可因病因不同而异。根据病因，眩晕可分为周围性眩晕（耳性眩晕）、中枢性眩晕（脑性眩晕）和其他原因的眩晕。

1.周围性眩晕　是指内耳前庭至前庭神经颅外段之间的病变所引起的眩晕。

（1）梅尼埃病：是由于内耳的淋巴代谢失调、淋巴分泌过多或吸收障碍，引起内耳膜迷路积水所致，亦有人认为是变态反应、维生素B族缺乏等因素所致。

（2）迷路炎：常由于中耳病变（表皮样瘤、炎症性肉芽组织等）直接破坏迷路的骨壁引起，少数是炎症经血行或淋巴扩散所致。

（3）前庭神经元炎：前庭神经元发生炎性病变所致。

（4）药物中毒：由于对药物敏感，内耳前庭或耳蜗受损所致。

（5）位置性眩晕：由于头部所处某一位置所致。

（6）晕动病：是由于乘坐车、船或飞机时，内耳迷路受到机械性刺激，引起前庭功能紊乱所致。

2.中枢性眩晕　是指前庭种经颅内段、前庭神经核及其纤维联系、小脑、大脑等病变所引起的眩晕。

（1）颅内血管性疾病：见于脑动脉粥样硬化、椎–基底动脉供血不足、锁骨下动脉偷漏综合征、延髓外侧综合征、高血压脑病和小脑或脑干出血等。

（2）颅内占位性病变：见于听神经瘤、小脑肿瘤、第四脑室肿瘤和其他部位肿瘤。

（3）颅内感染性疾病：见于颅后凹蛛网膜炎、小脑脓肿等。

（4）颅内脱髓鞘疾病及变性疾病：见于多发性硬化和延髓空洞症。

（5）癫痫。

（6）其他：如脑震荡、脑挫伤及脑寄生虫病等。

3.全身疾病性眩晕

（1）心血管疾病：见于高血压、低血压、心律失常（阵发性心动过速、房室传导阻滞等）、病态窦房结综合征、心脏瓣膜病、心肌缺血、颈动脉窦综合征、主动脉弓综合征等。

（2）血液病：见于各种原因所致的贫血、出血等。

（3）中毒性疾病：见于急性发热性感染、尿毒症、重症肝炎、重症糖尿病等。

4.眼源性眩晕

（1）眼病：见于先天性视力减退、屈光不正、眼肌麻痹、青光眼、视网膜色素变性等。

（2）屏幕性眩晕：看电影、看电视、用电脑时间过长和（或）距屏幕距离过近均可引起眩晕。

5.神经精神性眩晕　见于神经官能症、围绝经期综合征、抑郁症等。

【中医病因病机】

眩晕的病因主要有情志、饮食、体虚年高、跌仆外伤等方面。其病性有虚实两端，属虚者居多，如阴虚易肝风内动，血虚则脑失所养，精亏则髓海不足，均可导致眩晕。属实者多见于痰浊壅遏，或化火上蒙，而形成眩晕。

（一）病因

1.情志不遂　忧郁恼怒太过，肝失条达，肝气郁结，气郁化火，肝阴耗伤，风阳易动，上扰头目，发为眩晕。正如《类证治裁·眩晕》所言："良由肝胆乃风木之脏，相火内寄，其性主动主升；成由身心过动，或由情志郁勃，或由地气上腾，或由冬藏不密，或由年高肾液已衰，水不涵木，以致目昏耳鸣，震眩不定。"

2.年高肾亏　肾为先天之本，主藏精生髓，脑为髓之海。若年高肾精亏虚，髓海不足，无以充盈于脑；或体虚多病，损伤肾精肾气；或房劳过度，阴精亏虚，均可导致髓海空虚，发为眩晕。如《灵枢·海论》言："髓海不足，则脑转耳鸣，胫酸眩冒，懈怠安卧。"如肾阴素亏，水不涵木，肝阳上亢，肝风内动，亦可发为眩晕。

3.病后体虚　脾胃为后天之本，气血生化之源。若久病体虚，脾胃虚弱，或失血之后，耗伤气血，成饮食不节，忧思劳倦，均可导致气血两虚。气虚则清阳不升，血虚则清窍失养，故而发为眩晕。《景岳全书·眩晕》言："原病之由有气虚者，乃清气不能上升，或亡阳而致，当升阳补气；有血虚者，乃因亡血过多，阳无所附而然，当益阴补血，此皆不足之证也。"

4.饮食不节 嗜酒无度，过食肥甘，损伤脾胃，以致健运失司，水湿内停，积聚生痰，痰阻中焦，清阳不升，头窍失养，故发为眩晕。

5.跌仆损伤，瘀血内阻 跌仆坠损，头脑外伤，瘀血停留，阻滞经脉，而致气血不能上荣于头目，故眩晕时作。

（二）病机

眩晕之病因虽有上述多种，但其基本病理变化，不外虚实两端。虚者为髓海不足，或气血亏虚，清窍失养；实者为风、火、痰、瘀扰乱清空。本病的病位在于头窍，其病变脏腑与肝、脾、肾三脏相关。肝乃风木之脏，其性主动主升，若肝肾阴亏，水不涵木，阴不维阳，阳亢于上，或气火暴升，上扰头目，则发为眩晕。脾为后天之本，气血生化之源，若脾胃虚弱，气血亏虚，清窍失养，或脾失健运，痰浊中阻，或风阳夹痰，上扰清空，均可发为晕。肾主骨生髓，脑为髓海，肾精亏虚，髓海失充，亦可发为眩晕。

眩晕的病机以虚者居多，气虚血亏、髓海空虚、肝肾不足所导致的眩晕多属虚证；因痰浊中阻、瘀血阻络、肝阳上亢所导致的眩晕属实证。风、火、痰、瘀是眩晕的常见病理因素。

在眩晕的病变过程中，各个证候之间相互兼夹或转化。如脾胃虚弱，气血亏虚，而生眩晕，而脾虚又可聚湿生痰，二者相互影响，临床上可以表现为气血亏虚兼有痰湿中阻的证候。如痰湿中阻，郁久化热，形成痰火为患，甚至火盛伤阴，形成阴亏于下，痰火上蒙的复杂局面。再如肾精不足，本属阴虚，若阴损及阳，或精不化气，可以转为肾阳不足或阴阳两虚之证。此外，风阳每夹有痰火，肾虚可以导致肝旺，久病入络形成瘀血，故临床常形成虚实夹杂之证候。若中年以上，阴虚阳亢，风阳上扰，往往有脑卒中晕厥的可能。

三、诊断

眩晕不是一种疾病，而是某些疾病的症状之一。引起眩晕的疾病涉及许多临床科室，包括耳鼻咽喉科、眼科、骨科及内科。

1.耳石症　在临床上最为常见，多就诊于耳鼻咽喉科。表现眩晕与头位有关，起病突然，开始为持续性眩晕；数天后缓解，转为发作性眩晕。但当头处于某一位置时即出现眩晕，可持续数十秒，转向或反向头位时眩晕可减轻或消失。可见显著眼震，其眩晕持续时间差别很大，发病后多数在几小时或数日内自行缓解或消失。可行听力检查，冷热试验的眼震电图以及增强MRI等鉴别。

2.梅尼埃病　临床表现是眩晕呈间歇性反复发作，间歇数天、数月、数年不等。常突然发生，开始时眩晕即达到最严重程度，头部活动及睁眼时加剧，多伴有倾倒，因剧烈旋转感、运动感而呈惊恐状态，伴有耳鸣、耳聋、恶心、呕吐、面色苍白、脉搏缓慢、血压下降和眼球震颤。每次持续时间数分钟至几小时不等，个别呈持续状态，连续数日。每次发作过后疲乏、思睡。间歇期平衡与听力恢复正常。多次发作后眩晕随患侧耳聋的加重反而减轻，发展到完全耳聋时眩晕也消失。根据病史及脑CT等可鉴别。

3.椎基底动脉VBA系统缺血性病变　有眼球震颤而不伴神经系统其他症状和体征。按临床表现分为：

①短暂缺血发作型：发作无定时，可一日内数次或数日1次，一般数分钟至半小时缓解或消失。轻者仅有眩晕、不稳，重者频繁发作进展为完全性迷路卒中。根据病史及脑CT等可鉴别。

②进展性卒中型：发病后眩晕、耳鸣、耳聋持续进展加重，数日后达高峰。根据病史及脑CT等可鉴别。

③完全性卒中型：发病后数小时眩晕、不稳、耳鸣、耳聋达高峰，明显眼震。数周后症状可逐渐减轻。常遗有听力障碍头晕。根据病史及脑CT可鉴别。

还有其他病变也可导致眩晕，都属于眩晕症的范畴，如小脑出血、颈部病变、颅内肿瘤、颅脑外伤、药物或毒物中毒、炎性脱髓鞘疾病等。可行CT、MRI、实验室检查鉴别。

四、辨证分型

1.肝阳上亢　头晕目赤，眼花耳鸣，头胀痛，心烦易怒，少寐多梦，面红，口干苦，每遇烦劳、恼怒则头晕头痛加剧。舌质红，苔少或黄，脉弦数或弦细数。

2.气血亏虚 头晕眼花，甚则视物昏黑，动则加剧，劳累即发，心悸失眠，面白不泽，神疲懒言，纳减或汗出渍渍。舌质淡嫩，脉细弱。

3.肾精不足 眩晕，耳聋耳鸣，健忘，痴呆，萎靡，腰膝酸软，遗精阳痿，心悸烦热。舌质淡红，脉弦细或沉细。

4.痰浊中阻 眩晕沉重如蒙，呕吐痰涎，胸闷泛恶，纳呆思卧嗜睡，四肢浮肿。舌胖苔白腻，脉象濡滑。

五、安全操作

1.治疗方案

（1）处方：眩五针。

（2）治疗策略：轻症且首次治疗，可埋线针刀埋线治疗；疗效欠佳者，可埋线的同时，口服中草药等其他治疗。

2.体位

（1）仰卧位，用于操作星状神经节点及体表前埋线。

（2）俯卧位，用于操作贯穿术及体表后埋线。

3.针具选择

（1）针具：8.0cm长8号埋线针刀。

（2）线体：3.0cm长3-0PGA线体。

4.定点与选穴

（1）星状神经节点：第七颈椎横突前结节。

（2）定晕点：风池穴上1寸。

（3）内关点：当曲泽与大陵的连线上，腕横纹上2寸，掌长肌腱与桡侧腕屈肌腱之间。

（4）肝俞点：第九胸椎棘突下旁开1.5寸。

（5）丰隆点：位于小腿前外侧，外踝尖上8寸，胫骨前缘外二横指（中指）处。内与条口相平，当外膝眼（犊鼻）与外踝尖连线的中点。

5.操作技巧 埋线部位按要求用碘伏常规消毒，医者戴口罩帽子和无菌手套。

（1）星状神经节点埋线参考"手卡指压式星状神经节埋线术"。

（2）其余穴位针刀刃口线与人体纵轴平行，与肌纤维走行平行，术者左手在定点处按压，右手持针，将带有线体的针具抵住皮肤，轻轻加压后快速突破，缓慢进针，经皮下组织刺入外层筋膜，旋转针体，回提针具，将线体留在皮下，出针按压后创可贴贴敷。

6.术后手法　患者仰卧位，术者立于患者头侧，术者一手托住患者枕部，一手握住患者下颌下面，两手同时用力与患者做颈部对抗牵引，力适可而止，每次对抗牵引至最大限度时停顿3秒，然后放松回位，该托枕牵引法共做3~6次。此疗法主要用于颈部治疗后辅助松解颈部肌肉、韧带及关节等。

7.注意事项　埋线针刀治疗前，患者应签署知情同意书。线在使用前可用适当的药液、生理盐水或75%乙醇浸泡一定时间，应保证溶液的安全无毒和清洁无菌。操作过程应保持无菌操作，埋线针刀操作后创面应保持干燥、清洁、防止感染。注意断针的预防和处理。本法的适应症以及疗程：应该根据疾病的特点、病人的病情选择适当的治疗方法。埋线针刀疗法多用于治疗疼痛性及慢性疾病。治疗间隔及疗程根据病情以及所选部位对线的吸收程度而定，间隔时间可为2周至1个月；3次或者6次一个疗程。埋线针刀操作后应该进行定期随访。孕妇的小腹部和腰骶部，以及其他一些慎用针灸的穴位慎用埋线针刀疗法。患者精神紧张、大汗、劳累后或饥饿时慎用埋线针刀疗法。有出血倾向的患者慎用埋线针刀疗法。不应在皮肤局部有皮肤病、有炎症或溃疡、破损处埋线。有糖尿病及其他各种疾病导致皮肤和皮下组织吸收和修复功能障碍者不应使用埋线针刀疗法。

六、病案

马某，女，50岁。主诉：反复头晕、头痛1年余，加重1天。患者自诉于1年前无明显诱因出现头晕、头痛症状，初始颈部活动、休息后，以上症状减轻。此后诸症逐渐加重，自服药物"血塞通片"（具体剂量不详），效果不明显。2017年7月3日在"兰大二院"拍颈椎X线片提示：颈椎顺列，颈椎生理曲度变直，椎间隙适度。诸椎体形态及密度未见异常，寰齿间隙左窄右宽。2017年7月12日在"兰大二院"行椎动脉多普勒检查：右侧椎动脉管径全程细。1天前晨起后自感颈部僵直，不能活动，颈肩部疼痛，头痛、头晕加重。自服药物治疗后效果不明显。今日来我院就诊，经门诊检查后以"椎基底动脉供血不足"收住入院。入院时见：患者头晕、头痛、颈肩部疼痛，颈部僵直，不能活动，右上肢麻痛，昼轻夜重。自发病以来，无发热，无汗出异常，纳食差，夜寐差，大小便如常。既往体健。否认高血压、糖尿病等慢性病病史。体格检查：T：36.1℃、P：84次/分、R：18次/分、BP：132/82mmHg。神志清，精神尚可。颈部僵直，肌肉僵硬，抵抗明显，颈部俯仰、转向时疼痛加重，功能明显受限，颈4~7棘突两侧压痛阳性，压头试验阳性，椎间孔挤压试验右侧阳性，双上肢牵拉试验弱阳性；头痛以枕后部为甚。中医诊断：眩晕 气虚血瘀；西医诊断：①椎基底动脉供血不足；②椎动脉型颈椎病；③慢性胆囊炎。治疗：住院期间，经完善入院相关检查，明确诊断后，给予埋线针刀治疗两次。埋线穴位处方：均以椎五针+枕五针+星状神经节埋线。平时给予针刺治疗，穴位贴敷治疗。经治后，患者头晕、头痛、颈肩部疼痛消失，颈部僵直，右上肢麻痛明显减轻。好转出院。

第六节 失 眠

一、概念

失眠是最常见的睡眠障碍，是由于入睡或睡眠持续困难所导致的睡眠质量和时间下降，不能满足正常生理和体能恢复的需要，影响其正常的社会活动的一种主观体验。

本病多见于青壮年，儿童罕见。男女均可发病，女性更多。表现为入睡困难、易醒、早醒和醒后再入睡困难等。日间困倦，体力下降，伴有焦虑、紧张、不安、情绪低落等，严重者有心率加快、体温升高、周围血管收缩等自主神经紊乱症状。多数患者因过度关注自身的睡眠问题产生焦虑，而焦虑又可加重失眠，导致症状的恶性循环。

二、病因病机

【西医病因病理】

引起失眠的常见原因有以下几种：

1.心理因素 占慢性失眠患者致病因素的65%，即生活和工作中的各种不愉快事件造成焦虑、抑郁、紧张时出现失眠。另外失眠症患者常常对健康要求过高，过分关注。心理因素可以引起失眠，反过来，失眠又能影响到人的心理。在心理因素中还有一些心理误区值得注意，首先是害怕心理，许多慢性失眠患者都有这种感觉，即将要睡觉或晚上一上床就担心今天是否能睡好，或是尽力让自己很快入睡，但事与愿违，越想睡越不入睡，越不入睡越着急，如此形成恶性循环。

2.环境因素 环境嘈杂、空气污浊、居住拥挤或突然改变睡眠环境。

3.睡眠节律的改变 夜班和白班频繁变动等引起生物钟节奏变化。

4.生理因素 饥饿、疲劳、性兴奋等。

5.药物和食物因素 酒精、咖啡、茶叶、药物依赖或戒断症状。

6.精神因素 各类精神疾病大多伴有睡眠障碍，失眠可以是精神症状的一部分。

【中医病因病机】

失眠在中医属于"不寐"的范畴。不寐在《内经》称为"不得卧""目不瞑"。是邪气客于脏腑，卫气行于阳，不能入阴所致。《素问·逆调论》记载："胃不和则卧不安。"

汉代张仲景《伤寒论》及《金匮要略》中将其病因分为外感和内伤两类，提出"虚劳虚烦不得眠"的论述，至今临床仍有应用价值。

《景岳全书·不寐》中将不寐病机概括为有邪、无邪两种类型。"不寐证虽病有不一，然唯知邪正二字则尽之矣。盖寐本乎阴，神其主也，神安则寐，神不安则不寐。其所以不安者，一由邪气之扰，一由营气不足耳。有邪者多实证，无邪者皆虚证。"在治疗上则提出："有邪而不寐者，去其邪而神自安也。"

明代李中梓结合自己的临床经验对不寐证的病因及治疗提出了卓有见识的论述："不寐之故，大约有五：一曰气虚，六君子汤加酸枣仁、黄芪；一曰阴虚，血少心烦，酸枣仁一两，生地黄五钱，米二合，煮粥食之；一曰痰滞，温胆汤加南星、酸枣仁、雄黄末；一曰水停，轻者六君子汤加菖蒲、远志、苍术，重者控涎丹；一曰胃不和，橘红、甘草、石斛、茯苓、半夏、神曲、山楂之类。大端虽五，虚实寒热，互有不齐，神而明之，存乎其人耳。"

三、诊断

有多种不同的失眠诊断标准，符合以下条件者可诊断为失眠：①失眠主诉，包括入睡困难（30分钟内不能入睡），易醒（一夜超过2次），多梦，早醒或醒后入睡困难（30分钟内不能再入睡）等。②社会功能受损，白天头昏乏力、疲劳思睡、注意力涣散、工作能力下降。③上述症状每周出现3次以上，持续至少1个月。④多导睡眠图提示，失眠潜伏期大于30分钟，夜间觉醒时间超过30分钟，睡眠总时间少于每夜6小时。

依据失眠症状持续的时间可分为：①短暂失眠：通常持续数日。可由突发性的应激（如突发的脑血管事件）或服用中枢性兴奋药（苯丙胺、哌甲酯等）引起；②长期失眠：持续3周以上，可见于帕金森综合征、痴呆、神经变性疾病等慢性神经系统疾病。

失眠可以伴有焦虑和情感障碍，它们之间症状的主次和先后有助于鉴别诊断。失眠中一种严重疾患——家族性致死性失眠症（fatal familial insomnia, FFI）需要注意鉴别。FFI为常染色体显性遗传病，是由编码朊蛋白等位基因第178位点基因的突变所致，多为致死性。随着病程的进展，患者总睡眠时间逐渐减少，数月内出现完全不能睡眠，镇定催眠药无效；随后患者表现为一种梦样睡眠状态，最后昏迷、死亡。

四、辨证分型

失眠的病因虽多，但其病理变化，总属阳盛阴衰，阴阳失交。一为阴虚不能纳阳，一为阳盛不得入于阴。其病位主要在心，与肝、脾、肾密切相关。

1.肝气不舒 中医认为，肝主情志，如果经常情绪不佳，容易生气、憋气，就会导致肝气不舒，影响气机，导致气滞血瘀，心神不宁，不得安睡。

2.胃气不和，夜卧不安 中医认为"胃不合，则卧不安"，如果饮食不节，比如暴饮暴食，或者睡前过度进食就会使肠胃受伤、消化不良，影响睡眠。

3.心肾不交 如果患者处于一种身体虚弱或者久病不愈的状态，就会耗伤肾阴，导致心肾不交。而心主神志，如果心火亢盛就会影响睡眠。

4.思虑劳倦太过，伤及心脾　中医认为，脾胃为心血之源，如果思虑劳倦太过，脾胃受损，就会造成气血不足，导致心神不宁而失眠。

五、安全操作

1.治疗方案

（1）处方：眠五针。

（2）治疗策略：患者症状轻且为首次治疗者，可单纯选择眠五针，用埋线针刀进行穴位埋线即可。若患者症状较重且为二次治疗者，可在眠五针埋线针刀处方的基础上进一步作其他选穴，进行系统治疗。

2.体位

（1）仰卧位：以星状神经节为例，需枕部与背部处于同一水平高度，或取一薄枕垫于双肩下，使头尽量后仰用以充分暴露颈部，利于星状神经节点的操作。

（2）俯卧位：以定喘、肺俞、肾俞为例，常规埋线。

3.针具选择

（1）针具：4.0cm或8.0cm长8号埋线针刀。

（2）线体：3.0cm长3-0PGA线体。

4.定点与选穴

（1）星状神经节点：第七颈椎横突前结节。

（2）安眠点：位于项部，当翳风穴和风池穴连线的中点。

（3）内关点：当曲泽与大陵的连线上，腕横纹上2寸，掌长肌腱与桡侧腕屈肌腱之间。

（4）心俞点：第五胸椎棘突下旁开1.5寸。

（5）三阴交点：在小腿内侧，当足内踝尖上3寸，胫骨内侧缘后方。

5.操作技巧　埋线部位按要求用碘伏常规消毒，医者戴口罩帽子和无菌手套。

（1）星状神经节点埋线参考"手卡指压式星状神经节埋线术"。

（2）其余穴位针刀刃口线与人体纵轴平行，与肌纤维走行平行，术者左手在定点处按压，右手持针，将带有线体的针具抵住皮肤，轻轻加压后快速突破，缓慢进针，经皮下组织刺入外层筋膜，旋转针体，回提针具，将线体留在皮下，出针按压后创可贴贴敷。

6.注意事项 埋线针刀治疗前，患者应签署知情同意书。线在使用前可用适当的药液、生理盐水或75%乙醇浸泡一定时间，应保证溶液的安全无毒和清洁无菌。操作过程应保持无菌操作，埋线针刀操作后创面应保持干燥、清洁、防止感染。若发生晕针应立即停止治疗。埋线针刀操作后，拟留置体内的可吸收性外科缝线线头不应露出体外，如果暴露体外，应给予相应处理。埋线针刀操作后应该进行定期随访，并及时处理术后反应。孕妇的小腹部和腰骶部，以及其他一些慎用针灸的穴位慎用埋线针刀疗法。患者精神紧张、大汗、劳累后或饥饿时慎用埋线针刀疗法。有出血倾向的患者慎用埋线针刀疗法。

六、病案

楚某，女，50岁。主诉：失眠半年余。患者近半年来出现入睡困难，易醒，醒后入睡困难，睡眠时间较前减少，白天困倦，记忆能力、注意能力明显下降，严重影响患者正常工作和生活。治疗：给予双侧手卡指压式星状神经节埋线，治疗后第二天患者自诉失眠症状明显改善，随访半年无复发。

第七节　高脂血症

一、概念

高脂血症是指由于脂质代谢或运转异常而使血浆一种或多种脂质高于正常。高脂血症是导致动脉粥样硬化进而形成心脑血管病的主要危险因素之一。随着社会经济的发展，人民生活水平的提高和生活方式的变化，中国人群平均的血浆胆固醇（TC）水平正逐步升高。与此同时，与高脂血症密切相关的冠心病和代谢综合征在我国也十分常见。

二、病因病机

【 西医病因病理 】

脂蛋白代谢过程极为复杂，不论何种病因，若引起脂质来源、脂蛋白合成、代谢过程关键酶异常或降解过程受体通路障碍等，均可能导致血脂升高。

（一）原发性高脂血症

家族性高脂血症是由于基因缺陷所致。某些突变基因已经阐明，如家族性脂蛋白酯酶（LPL）缺乏症和家族性ApoCⅡ缺乏症可因为CM、VLDL降解障碍引起Ⅰ型或Ⅴ型高脂血症；家族性高胆固醇血症由于LDL受体缺陷影响LDL的分解代谢，家族性Apo B100缺陷症由于LDL结构异常影响与LDL受体的结合，二者主要表现为Ⅱa型高脂血症等。

大多数原发性高脂血症原因不明，是由多个基因与环境因素相互作用的结果。

（二）继发性高脂血症

1.全身系统性疾病　如糖尿病、甲状腺功能减退症、库欣综合征、肝肾疾病、系统性红斑狼疮、骨髓瘤、过量饮酒等引起高脂血症。

2.药物引起　如噻嗪类利尿剂、β受体拮抗剂等。长期大量使用糖皮质激素可促进脂肪分解、血浆TG和TC水平升高。

【中医病因病机】

高脂血症的病因有素体脾虚痰盛；或胃火素旺，饮食不节，恣食肥甘，痰浊内生；或年老体虚，脏气衰减，阴虚痰滞，终致痰积血瘀，化为脂浊，滞留体内而为病。病理变化为素体脾虚，痰湿内盛，运化不利，致脂浊郁积。或阳盛之体，胃火素旺，恣食肥甘，致痰热壅积，化为脂浊。或痰积日久，入络成瘀，而使痰瘀滞留。或年高体虚，脏气衰减，肝肾阴虚，阴不化血，反为痰浊，痰积血瘀，亦可化为脂浊，滞留体内而为病。

三、诊断

参照2007年《中国成人血脂异常防治指南》。

（1）临证特点常见眩晕、胸闷、头目昏蒙等。

（2）实验室检查主要为血浆中胆固醇和（或）甘油三酯升高，包括低、高密度脂蛋白血症在内的各种血脂异常。

四、辨证分型

1.痰浊中阻

证候：形体肥胖，心悸眩晕，胸脘痞满，腹胀纳呆，乏力倦怠，恶心吐涎，口渴不欲饮水。舌淡体胖边有齿痕，苔腻，脉濡。

证候分析：肥人多痰湿，痰浊中阻，清阳不升则眩晕；浊阴不降故恶心吐涎，中焦气机不降故有胸脘痞满、腹胀等症；津不上承则口渴而不欲饮水；痰湿困脾、脾失健运会出现纳呆、乏力、倦怠等症。舌淡，体胖边有齿痕，苔腻，脉濡，为痰浊中阻之象。

2.肝郁脾虚

证候：精神抑郁或急躁易怒，健忘失眠，口干不思饮食或纳谷不香，四肢无力，腹胀便溏。舌淡苔白，脉弦细。

证候分析：肝气郁结，气机疏泄不利，则精神抑郁，肝郁化火，肝阳上亢则急躁易怒，火热扰心则失眠，口干为肝胆有热之象；木旺克土，肝郁脾虚；水谷不化，精微无生，四肢百骸失去荣养则出现健忘，四肢无力。脾虚不运则不思饮食或饮食不香，腹胀便溏。舌淡苔白，脉弦细，为肝郁脾虚之征。

3.肝肾亏虚型

证候：头晕目眩，耳鸣健忘，失眠多梦，咽干口燥，腰膝酸软，胁痛，五心烦热。舌红少苔，脉细数。

证候分析：肝肾阴虚，虚火上炎则有咽干口燥，上扰清窍则出现头晕、目眩、耳鸣；热扰心神故有失眠多梦；阴虚内热则五心烦热；肾虚则腰膝酸软。舌红少苔，脉细数，为阴虚内热之象。

4.气滞血瘀

证候：胸胁胀闷，走窜疼痛或憋闷不适，性情急躁，胁下痞块刺痛拒按。舌紫暗或见瘀斑，脉沉涩。

证候分析：气滞血瘀，气机不能条达，则有性情急躁、胸胁胀闷或憋闷不适；气滞血瘀不通则痛则有走窜疼痛，气血凝滞重者则出现胁下痞块，刺痛拒按。舌紫暗或见瘀斑，脉沉涩，为气滞血瘀之征。

五、安全操作

1.治疗方案

（1）处方：脂五针。

（2）治疗策略：症状轻且首次治疗者，可单纯选择脂五针，用埋线针刀进行穴位埋线即可。若症状较重且二次治疗者，可在脂五针埋线针刀处方的基础上进一步辨证选穴，进行系统治疗。

2.体位

仰卧位。

3.针具选择

（1）针具：4.0cm或8.0cm长8号埋线针刀。

（2）线体：3.0cm长3-0PGA线体。

4.定点与选穴

（1）星状神经节点：第七颈椎横突前结节。

（2）丰隆点：位于小腿前外侧，外踝尖上8寸，胫骨前缘外二横指（中指）处。内与条口相平，当外膝眼（犊鼻）与外踝尖连线的中点。

（3）足三里点：在小腿前外侧，当犊鼻下3寸，距胫骨前缘一横指（中指）。

（4）三阴交点：在小腿内侧，当足内踝尖上3寸，胫骨内侧缘后方。

（5）内关点：当曲泽与大陵的连线上，腕横纹上2寸，掌长肌腱与桡侧腕屈肌腱之间。

5.操作技巧　埋线部位按要求用碘伏常规消毒，医者戴口罩帽子和无菌手套。

（1）星状神经节点埋线参考"手卡指压式星状神经节埋线术"。

（2）其余穴位针刀刃口线与人体纵轴平行，与肌纤维走行平行，术者左手在定点处按压，右手持针，将带有线体的针具抵住皮肤，轻轻加压后快速突破，缓慢进针，经皮下组织刺入外层筋膜，旋转针体，回提针具，将线体留在皮下，出针按压后创可贴贴敷。

6.注意事项　埋线针刀治疗前，患者应签署知情同意书。操作过程应保持无菌操作，埋线针刀操作后创面应保持干燥、清洁，防止感染。注意断针

的预防和处理。若发生晕针应立即停止治疗，按照晕针处理。埋线针刀操作后，拟留置体内的可吸收性外科缝线线头不应露出体外，如果暴露体外，应给予相应处理。埋线针刀操作后应该进行定期随访，并及时处理术后反应。孕妇的小腹部和腰骶部，以及其他一些慎用针灸的穴位慎用埋线针刀疗法。患者精神紧张、大汗、劳累后或饥饿时慎用埋线针刀疗法。有出血倾向的患者慎用埋线针刀疗法。

六、病案

韩某，男，34岁。主诉：头昏伴乏力1年余。患者于1年前无明显诱因出现头昏、乏力，无恶心、无头痛，无四肢感觉运动功能障碍，饮食可，二便可，嗜睡。查体：巴彬斯基征阴性，肌力肌张力正常。总胆固醇：8.65mmol/L。诊断：高脂血症。治疗：埋线针刀疗法，取星状神经节、中脘、气海、内关、丰隆、足三里、三阴交，每半月埋线1次，3次1个疗程。1个疗程后，复查总胆固醇：5.11mmol/L，患者头昏、乏力症状明显缓解。

第八节　糖尿病

一、概念

糖尿病是一种以高血糖为特征的代谢性疾病。高血糖则是由于胰岛素分泌缺陷或其生物作用受损，或两者兼有引起。血糖控制不佳，可能导致各种组织，特别是眼、肾、心脏、血管、神经的慢性损害、功能障碍。

二、病因病机

【西医病因病理】

目前认为糖尿病的发生主要与以下几种机制有关：

1.胰腺 β 细胞不能分泌足够的胰岛素， α 细胞分泌胰高血糖素过多。

2.外周组织包括肝脏、肌肉和脂肪组织存在胰岛素抵抗。

3.肠道吸收、肠道菌群和肠道影响血糖控制激素，导致其异常。

4.肾脏过度地回吸收糖。

5.神经系统对糖代谢的调节异常。

【中医病因病机】

糖尿病的病因有内因和外因两方面：内因为素体阴虚；外因为恣食肥甘，情志失调，劳欲过度；或感受热毒等，致火灼阴津，燥热内盛，而发消渴。病机主要为燥热阴虚。肺主治节，为水之上源，如肺燥阴虚，津液失于滋布，则胃失濡润，肾失滋源；胃热偏盛，则灼伤肺津，耗损肾阴；而肾阴不足，阴虚火旺，又可上灼肺、胃，终至肺热胃燥，肾阴亏乏，故多饮、多食、多尿相互并见。证延日久，气阴两伤，则见疲倦消瘦之症。阴损及阳，阴阳俱虚，脾肾衰败，水湿潴留，泛滥肌肤，则为水肿。燥热阴虚，常生变证。如肺失滋润，日久可并发肺痨；肾阴亏损，肝失涵养，肝肾精血不能上承于耳目，则可并发白内障、耳聋；燥热内结，营阴被灼，络脉瘀阻，蕴毒成脓，发为疮疖、痈疽；阴虚燥热内灼，炼液成痰，血炽成瘀，痰瘀互结，痹阻胸脉，则发胸痹；痹阻经络，蒙蔽心窍，则发脑卒中偏瘫。

三、诊断

空腹血糖等于或高于7.0mmol/L，或餐后两小时血糖等于或高于11.1mmol/L，即达到糖尿病诊断标准。做口服糖耐量试验，服糖后两小时血糖等于或高于11.1mmol/L，也达到糖尿病诊断标准。血糖只要有一次达到上述的标准就可以诊断糖尿病，如果没有症状，需要在不同情况下两次或两次以上的血糖达到上述标准才可以诊断糖尿病。

四、辨证分型

1.**肺胃燥热**　烦渴多饮，口干舌燥，尿量频多，多食易饥，形体消瘦，大便干燥。舌红，苔黄燥，脉滑数。见于糖尿病早期。

2.**气阴两虚**　口干唇燥，尿频量多或混浊，神疲乏力，头晕目糊，腰膝酸软。舌红，苔薄或少，脉细数。见于糖尿病中期。

3.**阴阳两虚**　小便频数，甚至饮一溲一，入夜尤甚，口燥面枯，腰膝酸软，阳痿不举，形寒肢冷，足跗浮肿。舌淡胖，苔薄白，脉沉细无力。见于糖尿病中晚期。

4. 瘀血阻络　舌燥少饮，肢端或肢体麻木疼痛，或偏瘫，或胸闷刺痛。舌或有瘀斑，脉细涩。

五、安全操作

1. 治疗方案

（1）处方：糖五针。

（2）治疗策略：症状轻且首次治疗者，可单纯选择糖五针，用埋线针刀进行穴位埋线即可。若症状较重且二次治疗者，可在糖五针埋线针刀处方的基础上进一步作其他选穴，进行系统治疗。

2. 体位

（1）仰卧位：以星状神经节点为例，需枕部与背部处于同一水平高度，或取一薄枕垫于双肩下，使头尽量后仰用以充分暴露颈部，利于星状神经节点的操作。

（2）俯卧位：以胰俞为例，线体对折常规埋线。

3. 针具选择

（1）针具：8.0cm长8号埋线针刀。

（2）线体：3.0cm长 3-0 PGA线体。

4. 定点与选穴：

（1）星状神经节点：第七颈椎横突前结节。

（2）胰俞点：第八胸椎棘突下旁开1.5寸。

（3）地机点：小腿内侧，当内踝尖与阴陵泉穴的连线上，阴陵泉穴下3寸。

（4）关元点：在下腹部，前正中线上，当脐下3寸。

（5）内关上点：当曲泽与大陵的连线上，腕横纹上4寸，掌长肌腱与桡侧腕屈肌腱之间。

5. 操作方法　埋线部位按要求用碘伏常规消毒，医者戴口罩帽子和无菌手套。

（1）星状神经节点埋线参考"手卡指压式星状神经节埋线术"。

（2）其余穴位针刀刃口线与人体纵轴平行，与肌纤维走行平行，术者左手在定点处按压，右手持针，将带有线体的针具抵住皮肤，轻轻加压后快速突破，缓慢进针，经皮下组织刺入外层筋膜，旋转针体，回提针具，将线体留在皮下，出针按压后创可贴贴敷。

6.注意事项 埋线针刀治疗前，患者应签署知情同意书。操作过程应保持无菌操作，埋线针刀操作后创面应保持干燥、清洁，防止感染。注意断针的预防和处理。若发生晕针应立即停止治疗，按照晕针处理。埋线针刀操作后，拟留置体内的可吸收性外科缝线线头不应露出体外，如果暴露体外，应给予相应处理。埋线针刀操作后应该进行定期随访，并及时处理术后反应。孕妇的小腹部和腰骶部，以及其他一些慎用针灸的穴位慎用埋线针刀疗法。患者精神紧张、大汗、劳累后或饥饿时慎用埋线针刀疗法。有出血倾向及空腹血糖大于15mmol/L的患者禁用埋线针刀疗法。

六、病案

李某，男，51岁，干部。主诉糖尿病病史8年，高血压病史10余年。一直注射胰岛素治疗，空腹血糖7～8mmol/L，高血压一直口服拜新同，血压140～150/100～110mmHg，经朋友介绍来我院要求埋线治疗，门诊测血压146/108mmHg，空腹血糖7.3mmol/L，餐后2小时血糖10.1mmol/L，头晕耳鸣，倦怠乏力，气短，失眠多梦，每晚能睡约4小时，舌质红少津，脉细数。中医诊断：眩晕（气阴两虚）。西医诊断：①2型糖尿病；②高血压。治疗：给予星状神经节、颈动脉窦、降压点、曲池、肝俞、胰俞、肾俞、太溪、关元、气海、漏谷、地机穴位埋线。嘱口服降压药与胰岛素注射同前，穴位埋线2周1次，门诊随诊。患者埋线共计7次，血压一直稳定，再未服降压药，血糖在6.0mmol/L以下，胰岛素注射未停。

第九节　肥胖症

一、概念

肥胖症指体内脂肪堆积过多和（或）分布异常、体重增加，是遗传因素、环境因素等多种因素相互作用所引起的慢性代谢性疾病。超重和肥胖症在全球流行，已成为严峻的公共卫生危机之一。2010年国际肥胖症研究协会报告显示，全球超重者近10亿，肥胖症患者4.75亿，每年至少有260万人死于肥胖及其相关疾病，在西方国家成年人中，约有半数人超重和肥胖。我国肥胖症患病率也迅速上升，《2010年国民体质监测公报》显示，我国成人超重率为32.1%，肥胖率为9.9%。肥胖症作为代谢综合征的主要组成之一，与2型糖尿病、高脂血症、高血压病、冠心病、脑卒中、肿瘤等多种疾病密切相关。肥胖症及其相关疾病可损害患者身心健康，使生活质量下降，预期寿命缩短。肥胖可作为某些疾病的临床表现之一，称为继发性肥胖症，约占肥胖症的1%。

二、病因病机

【西医病因病理】

1.**遗传性肥胖**　肥胖相关基因突变导致的肥胖，有家族倾向性。

2.**继发性肥胖**　由于其他疾病原因而导致的肥胖，常见的病因有：脑部肿瘤、外伤、炎症等后遗症，丘脑综合征等；脑垂体前叶功能减退、垂体瘤等；糖尿病前期，胰腺瘤等；肾上腺皮质增生或腺瘤使肾上腺皮质功能亢进，皮质醇分泌过分引起的库欣综合征；甲状腺功能减退，并常伴有黏液性水肿；性腺功能减退等。

（1）代谢因素：肥胖者合成代谢亢进，与正常人相比有着显著差别。

（2）内分泌因素：肥胖者胰岛素分泌偏多，且又存在胰岛素抵抗，脂肪细胞膜上胰岛素受体较不敏感，脂肪细胞上单位面积的胰岛素受体密度减少，也促进脂肪合成

3.**单纯性肥胖**　单纯由于营养过剩所造成的全身性脂肪过量积累。占肥胖症的绝大多数。

【中医病因病机】

中医对肥胖的认识在古籍中早有记载，当时称"肉人""肥人"，其发生与痰、湿、虚有关。中医学认为，肥胖的脂肪为无形之痰。痰、饮、水、湿本为一家，只是状态不同，痰为胶状，水饮液态，湿气弥漫。痰饮为阴邪，其运化必需阳气的推动（代谢之意），只有阳气充足了痰饮才会运化，转化为尿液、汗液排出体外。痰饮内停，必定是阳气不足。

《黄帝内经》中有多篇章节都谈到肥胖问题。《灵枢·逆顺肥瘦》云："肥人也……其为人也，贪于取与。"并对肥胖的表现做出详细的描述。后世又有"大抵禀素之盛，从无所苦，惟是痰湿颇多"，"肥人多痰而经阻，气不运也"之说。

本病在病变的发生发展过程中常发生病机转化，一是虚实之间的转化，如胃热滞脾，食欲亢进，过多水谷积聚体内，化为膏脂，形成肥胖，但长期饮食不节，可损伤脾胃，致脾虚不运，甚至脾病及肾，导致脾肾两虚，从而由实证转为虚证。而脾虚日久，运化失常，湿浊内生；或脾病及肾，肾阳虚衰，不能化气行水，以致水湿内停，泛溢于肌肤，阻滞于经络，使肥胖加重，从而由虚证转为实证或虚实夹杂之证。二是各种病理产物之间也可发生相互转化，主要表现为痰湿内停日久，阻滞气血运行，可致气滞或血瘀。而气滞、痰湿、瘀血日久，常可化热，而成郁热、痰热、湿热、瘀热。进一步发展，又可伤阴。三是肥胖病变日久，常变生他病。《黄帝内经》中已经认识到肥胖与消渴等病证有关，极度肥胖者，常易合并消渴、头痛、眩晕、胸痹、中风、胆胀、痹证等。

三、诊断

1. 目前临床用体重指数（BMI）来评价　<18.5 kg/m^2 者为体重过低；18.5~23.9 kg/m^2 为正常范围，≥24 kg/m^2 为超重；≥28 kg/m^2 为肥胖。但应该注意有些BMI增高的患者不是脂肪增多，而是肌肉或者其他组织增多。

2. 腰围　如果男性腰围≥85cm，女性腰围≥80cm，属于超重或肥胖。

3. 腰臀比（WHR）　我国男性WHR≥0.95，女性WHR≥0.8即为异常。

4. 皮脂厚度　肱三头肌皮脂厚度男性>10.4mm，女性>17.5mm为肥胖；腹部皮脂厚度男性5~15mm为正常，>15mm为肥胖，<5mm为消瘦，女性12~20mm为正常，>20mm为肥胖，<12mm为消瘦；肩胛下角皮脂厚度的平值为12.4mm，>14mm为肥胖。

四、辨证分型

1. 胃热滞脾　多食，消谷善饥，形体肥胖，脘腹胀满，面色红润，心烦头昏，口干口苦，胃脘灼痛，嘈杂，得食则缓。舌红苔黄腻，脉弦滑。

2.**脾虚不运**　肥胖壅肿，神疲乏力，身体困重，胸闷脘胀，四肢轻度浮肿，晨轻暮重，劳累后明显，饮食如常或偏少，既往多有暴饮暴食史，小便不利，便溏或便秘。舌淡胖边有齿印，苔薄白或白腻，脉濡细。

3.**痰湿内盛**　形盛体胖，身体重着，肢体困倦，胸膈痞满，痰涎壅盛，头晕目眩，口干而不欲饮，嗜食肥甘醇酒，神疲嗜卧。苔白腻或白滑，脉滑。

4.**脾肾阳虚**　形体肥胖，颜面虚浮，神疲嗜卧，气短乏力，腹胀便溏，自汗气喘，动则更甚，畏寒肢冷，下肢浮肿，尿昼少夜频。舌淡胖苔薄白，脉沉细。

五、安全操作

1.治疗方案

（1）处方：胖五针。

（2）治疗策略：轻症且首次治疗者，可行埋线针刀埋线治疗1~3个疗程；重症且多次治疗者可行埋线针刀埋线治疗3~6个疗程。

2.体位　仰卧位。

3.针具选择

（1）针具：8.0cm长8号埋线针刀。

（2）线体：3.0cm长3-0PGA线体。

4.定点与选穴

（1）星状神经节点：第七颈椎横突前结节。

（2）迷走神经点：乳突尖下方，寰椎横突前缘处。

（3）丰隆点：位于小腿前外侧，外踝尖上8寸，胫骨前缘外二横指（中指）处。内与条口穴相平，当外膝眼（犊鼻）与外踝尖连线的中点。

（4）足三里点：在小腿前外侧，当犊鼻下3寸，距胫骨前缘一横指（中指）。

（5）内关点：当曲泽与大陵的连线上，腕横纹上2寸，掌长肌腱与桡侧腕屈肌腱之间。

5.操作技巧　埋线部位按要求用碘伏常规消毒，医者戴口罩、帽子和无菌手套。

（1）星状神经节点埋线参考"手卡指压式星状神经节埋线术"。

（2）迷走神经点埋线参考"推寰循经式迷走神经埋线术"。

（3）其余穴位针刀刃口线与人体纵轴平行，与肌纤维走行平行，术者左手在定点处按压，右手持针，将带有线体的针具抵住皮肤，轻轻加压后快速突破，缓慢进针，经皮下组织刺入外层筋膜，旋转针体，回提针具，将线体留在皮下，出针按压后创可贴贴敷。

6.注意事项 埋线后请患者平躺10分钟左右，若无任何不适症状即可离开。嘱咐患者3天内不沾水，治疗期间勿做重体力活。埋线后部分患者酸痛感持续1~7天，此为PGA线体刺激穴位的正常现象，很快就能缓解。如若埋线部位瘀青，可适当冷/热敷对症处理。埋线针刀治疗前，患者应签署知情同意书。患者精神紧张、大汗、劳累后或饥饿时慎用埋线针刀疗法。有出血倾向的患者慎用埋线针刀疗法。在埋线减肥过程中，原则上选择一日三餐，"饿了就吃，不饿少吃"。采用均衡的营养膳食，逐渐养成良好的饮食习惯，同时增加运动，这对于停止埋线后维持身材是很重要的。

六、病案

韩某某，男，30岁。主诉：肥胖10年余。现病史：患者自诉于10余年前无明显诱因逐渐出现体重增加，伴乏力、嗜睡，活动后易多汗，无头痛、头晕，无胸闷、胸痛，无心悸、气短，无恶心、呕吐，无腹痛、腹泻，无尿频、尿急、尿痛等症，发病后患者未予重视，未行任何检查及治疗。现为明确诊断及治疗就诊于我科。患者身高1.78m，体重112kg，体重指数（BMI）35.44kg/m^2。体格检查及实验室检查未见明显异常。诊断：肥胖症。治疗：予埋线针刀治疗。第1次（2016年12月23日）：胖五针+局部穴位（中脘、下脘、天枢、气海、关元、丰隆）。20天后回访病人，体重降为106kg。第2次（2017年1月11日）：星状神经节+局部穴位。治疗同前。14天后回访，体重降为102kg。

附：高尿酸血症埋线针刀处方

高尿酸血症处方：痛风五针。

第十节 慢性疲劳综合征

一、概念

慢性疲劳综合征是一种以长期疲劳为突出表现，同时伴有低热、头痛、肌肉关节疼痛、失眠和多种精神症状的一组证候群，体检和常规实验室检查一般无异常表现。

二、病因病机

【西医病因病理】

慢性疲劳综合征作为一种全身性的症候群，其基本特征为长时间极度疲劳、休息后不能缓解、理化检查没有器质性病变。其发病机制尚不明确，多发于20～50岁，与长期过度劳累（包括脑力和体力）、饮食生活不规律、工作压力和心理压力过大等精神环境因素以及应激等造成的神经、内分泌、免疫、消化、循环、运动等系统的功能紊乱关系密切。

【中医病因病机】

本病属于中医学的"虚劳""五劳"等范畴。其病因有以下几种。

1.先天不足，因虚致病 虚劳的形成，虽有种种原因，但患者禀赋薄弱、体质的阴阳偏盛偏衰，在发病中至关重要。父母体虚、胎中失养、阴阳失调、喂养不当等因素为体质不强的主要原因，可使脏腑失健，气血不足，阴阳失调，导致形气薄弱，易于罹患疾病。在人体发育过程中，随着年龄的增长，体内气血阳气也会发生相应的变化，其抗邪能力及对某些疾病的易感性，也不尽相同。一般说来，青壮年时期，人体气血充实，抗病力强，不易患病，即或发病，治疗也比较容易，因此不易形成虚劳，而40岁之后，由于人"阴气自半""精气衰少"，脏腑机能减退，邪气易感，病而难愈，易于形成虚劳。

2.调摄失宜，损伤五脏 生活的调摄包括起居、饮食、劳逸、情志、嗜欲等几方面，生活调摄失宜，往往是虚劳发病的重要原因。

3.暴病久病，脏气亏虚 暴病致虚，多由邪气过盛，脏气损伤，调摄不周而成。久病致虚，则多属津气暗耗，气血损伤而得。如热病日久耗伤阴血；寒病日久，伤气损阳；瘀结日久，新血不生或因失血过多，气随血耗。慢性病日久不愈，耗伤精气；或病后失于调理，正气难复，从而导致虚劳。

虚劳病证，门类繁多，病机复杂，总括起来，主要表现为五脏气血阴阳的亏虚。

1.发病 本病大多起病缓慢，病程较长，往往合并有多个脏腑机能衰弱。

2.病位 在五脏。

3.病性 以本虚为主，主要表现为气血阴阳的亏虚，一般来说，气虚在肺脾，血虚在心肝，阴虚阳虚根于肾。但亦有虚中夹瘀血、痰浊、水饮、邪毒相因为患者。

（1）气虚：若气虚于内，脏腑失养，在上焦可出现心悸喘息、气短懒言等心肺不足之证；在中焦可见泄泻脱肛，中气下陷，甚或阴火上冲，气虚发热等证；在下焦可见肠滑遗尿，滑精失精等气失固摄之证；若气虚于外，尚可见腠理开泄之自汗盗汗等证。由于气可行血裹血，行水运湿，所以气虚不能统摄阴血，可见吐衄下血，气虚血瘀则见瘀血，若是气虚不能化气行水，则内停痰饮，可形成虚劳夹痰饮证。

（2）血虚：血有滋润营养之功，能濡养脏腑，强健筋骨。若血虚于上，清空失养，则多见心悸怔忡，夜不成寐，甚或情志失常；若肝血不足，多见眼目干涩，视物昏花；妇人血虚则见经行量少，甚或经闭不行，日久可成干血劳；如血虚生燥，可引起便秘口渴；大量出血后的烦热，则称为血脱发燥，都是血虚失于濡润的病变。血虚还可生风，常表现眩晕、目睛𥆧动、皮肤瘙痒等症状。

（3）阴虚：阴为形质之祖，故一切形质不足统称为阴虚。先天之肾精属于阴，若肾阴不足而肺金失润，清肃之令不行，则生阴虚咳嗽，甚或发为肺痿；若是心火不得肾水承制，则虚火灼阴，心阴亏耗，轻则心悸失眠，重则怔忡气短；后天水谷之精微不足，不能化生气血，则气血日衰，形体消瘦；阴阳互根，互为消长，阴虚则阳亢，而失去正常的平衡关系，阴不敛阳，则生内热，表现为潮热、盗汗、不寐、虚烦等症状，即所谓阴虚生内热，水亏则火浮的机制。而阳为阴之主，阴为阳之基，阴虚日久，必损及阳，日久乃成阴阳两虚。

（4）阳虚：人体之津液全赖阳气之温蒸化行，以行濡养、滋养之职，阳虚则脏腑经脉失于温煦，津液聚而成痰，停而成饮，蓄而成水，而为痰饮、浮肿、心悸、眩晕等症候。人体脏腑血脉，四肢百骸，全赖阳气以温煦，才能进行其功能活动。如阳虚则脏腑之功能不足表现为肠鸣、腹痛、便溏等症状；形体失于温养，则表现出畏寒、肢冷、筋脉挛急等症状；若阳虚阴寒之邪影响血气运行，则又可产生血脉凝涩而生瘀阻。

三、诊断

1.排除躯体性、心理性、精神性疾病或者成瘾。

2.严重的疲劳感超过6个月。

3.下列症状中的4个或者以上。

①注意力不集中；②颈痛；③疼痛性的颈部或者腋窝淋巴结肿大；④肌痛；⑤多发性关节痛；⑥头痛；⑦睡眠障碍；⑧超过24小时及在机体过劳后疲乏不缓解。

四、辨证分型

1.气虚

（1）肺气虚损证：短气自汗，声低息弱，面色苍白，易于感冒，时寒时热。舌质淡，脉虚弱无力。

（2）脾气虚损证：面色萎黄，饮食减少，食后脘腹胀满不舒，倦怠乏力，大便溏薄。舌淡或有齿痕，苔薄，脉软弱。

（3）心气虚损证：心悸怔忡，胸闷气短，活动加重，面色㿠白。舌淡苔白，脉细弱。

（4）肾气虚损证：面白神疲，耳鸣，腰酸膝软，小便频数而清或失禁，男子滑精早泄，女子带下清稀。舌淡苔白，脉沉弱。

2.血虚

（1）心血虚损证：面色不华，心悸怔忡，失眠多梦。舌质淡，脉细或结代。

（2）肝血虚损证：面色不华，头晕目眩，劳则隐隐胁痛，肢体麻木，筋脉拘急，或筋惕肉瞤，女子月经不调或闭经。舌质淡，脉弦细或细涩。

3.阴虚

（1）肺阴虚损证：干咳，咽燥，咯血，甚或失声，潮热，盗汗。舌红少津，脉细数。

（2）心阴虚损证：心悸，失眠烦躁，潮热盗汗，两颧潮红，或口舌生疮。舌红少津，脉细数。

（3）脾胃阴虚证：口干唇燥，不思饮食，大便干结，甚则干呕呃逆，面色潮红。舌干，苔少或无苔，脉细数。

（5）肝阴虚损证：头痛，眩晕耳鸣，目干畏光，视物不明，急躁易怒，或肢体麻木，面色潮红。舌干红，脉弦细数。

（6）肾阴虚损证：五心烦热，腰酸遗精，两足痿弱，眩晕耳鸣，甚则耳聋，口干咽痛，颧红。舌红少苔或无苔，少津，脉细或细数。

4.阳虚

（1）心阳虚损证：面色苍白，心悸，自汗，神倦嗜卧，心胸憋闷疼痛，形寒肢冷。舌淡或紫暗，脉细弱或沉迟。

（2）脾阳虚损证：面色萎黄，食少，形寒，神倦乏力，少气懒言，大便溏泄，肠鸣腹痛。舌质淡，苔白，脉沉弱。

（3）肾阳虚损证：腰背酸痛，遗精阳痿，多尿或小便不禁，夜多小便，面色苍白，畏寒肢冷，下利清谷或五更泄泻。舌质淡体胖有齿痕，苔白，脉沉迟。

五、安全操作

1.治疗方案

（1）处方：劳五针。

（2）治疗策略：症状轻且首次治疗者，可单纯选择劳五针，用埋线针刀进行穴位埋线即可。症状较重且为二次治疗者，可在劳五针处方的基础上进一步做其他选穴，进行系统治疗。

2.体位

（1）仰卧位：以迷走神经点、星状神经节点和足三里穴为例，在操作星状神经节点时，需枕部与背部处于同一水平高度，或取一薄枕垫于双肩下，使头尽量后仰用以充分暴露颈部，利于星状神经节点的操作。迷走神经点常规体位即可。足三里穴常规埋线即可。

（2）俯卧位：以脾俞、肾俞为例，常规埋线即可。

3.针具选择

（1）针具：4.0m或8.0cm长8号埋线针刀。

（2）线体：3.0cm长3-0 PGA线体。

4.定点与选穴

（1）迷走神经点：乳突尖下方、寰椎横突前缘处。

（2）星状神经节点：第六颈椎横突前结节略下方。

（3）足三里点：在小腿前外侧，当犊鼻下3寸，距胫骨前缘一横指（中指）。

（4）脾俞点：第十一胸椎棘突下旁开1.5寸。

（5）肾俞点：第二腰椎棘突下旁开1.5寸。

5.操作技巧 埋线部位按要求用碘伏常规消毒，医者戴口罩帽子和无菌手套。

（1）星状神经节点埋线参考"手卡指压式星状神经节埋线术"。

（2）迷走神经点埋线参考"推寰循经式迷走神经埋线术"。

（3）其余穴位针刀刃口线与人体纵轴平行，与肌纤维走行平行，术者左手在定点处按压，右手持针，将带有线体的针具抵住皮肤，轻轻加压后快速突破，缓慢进针，经皮下组织刺入外层筋膜，旋转针体，回提针具，将线体留在皮下，出针按压后创可贴贴敷。

6.注意事项 埋线针刀治疗前，患者应签署知情同意书。操作过程应严格无菌操作，埋线针刀必须一穴一针。若发生晕针应立即停止治疗，按照晕针处理。埋线针刀操作后应该进行定期随访，并及时处理术后反应。有出血倾向的患者慎用埋线针刀疗法。注意断针的预防和处理。

六、病案

宋某，女，35岁。主诉：乏力伴注意力不集中2年余。患者于2年前因工作及家庭压力逐渐出现乏力、注意力不集中，睡眠后精力不能恢复，情绪不稳，暴躁，易怒，焦虑，偶有胸闷、心悸，无胸痛，偶有肢体关节及肌肉酸痛，无大小便失禁，无视物模糊，无恶心、呕吐，于当地医院就诊，行头颅CT、心电图、血常规、血生化等检查未见异常，为求进一步治疗，遂来我科行中医针灸治疗，查体后以"慢性疲劳综合征"收住。给予埋线针刀疗法劳五针治疗4次，患者及家属诉症状明显好转。

附 养生保健埋线针刀处方

养生保健处方：养五针。

第十一节 抑郁症

一、概念

抑郁症是常见的一种心理疾病，以连续且长期的心情低落为主要的临床特征，是现代人心理疾病最重要的类型。临床可见，心情低落和现实过得不开心，情绪长时间地低落消沉，从一开始的闷闷不乐到最后的悲痛欲绝，自卑、痛苦、悲观、厌世，感觉活着每一天都是在绝望地折磨自己，消极，逃避，最后甚至更有自杀倾向和行为。患者患有躯体化症状。胸闷、气短。每天只想躺在床上，什么都不想动。有明显的焦虑感。更严重者会出现幻听、被害妄想症、多重人格等精神分裂症状。抑郁症每次发作，持续至少2周以上，大多数病例有复发的倾向。本病在中医属于"郁证""脏躁""百合病""癫证"等范畴。

二、病因病机

【西医病因病理】

1.躯体疾病 许多躯体疾病和状况，如脑卒中、心脏病发作、癌症、慢性疼痛、糖尿病、激素紊乱，往往可以导致抑郁症。

2.遗传因素 大样本人群遗传流行病学调查显示，血缘关系愈近，患病概率越高。一级亲属患病的概率远高于其他亲属，这与遗传疾病的一般规律相符。

3.人格 抑郁症的发生常有一定的人格特质：敏感、多疑、情绪不稳、好强、悲观、自信心低、有不良的思维模式、过分烦恼或者感觉几乎无法控制生活事件的人较容易发生抑郁症。

4.生物节律变化 研究表明情感性精神障碍患者的很多生理功能指标如体温、睡眠、皮质醇等内分泌有生物昼夜节律变化，主要表现为相位偏移，大多为相位前移，即生理节律的峰值时间提前，抑郁症患者眼快动睡眠潜伏期缩短（即前移），有人认为可视为抑郁症的生物学指标，具有诊断意义。

5.心理、社会因素 近年来心理、社会因素在情感障碍尤其是抑郁症的发生、发展、预防和治疗方面的重要性，越来越引起人们的重视。各种重大生活事件突然发生，或长期持续存在，引起不愉快的情感体验，这种情感体验越强烈，越持久，其致病作用也越大。一些研究提示，不良生活事件，如离婚、重病或屡遭不幸，可导致抑郁症。日常压力对我们的身体也有看不见的不良影响，事实上可以促成更大范围的疾病，包括心脏病、感冒和抑郁症。对于已经容易患抑郁症的人，如果持续处于暴力、忽视、虐待或贫穷之中，那么更可能会患上这种病。

6.生化因素 一个人患有抑郁症时，大脑中往往有某些被称为神经递质的化学物质出现减少。人们认为，如果5-羟色胺和去甲肾上腺素这两种神经递质之间不平衡，就可以导致抑郁症或焦虑症。5-羟色胺和去甲肾上腺素减少常常导致情绪低落、动力下降以及食欲和性欲改变。

7.其他原因 一些药物可以造成抑郁症。另外，经常过多饮酒有时也可以导致抑郁症。

【中医病因病机】

中医学并无抑郁症的病名，与其相类似的描述，散见于"郁证""脏躁""百合病""癫证"等篇章中。目前在临床上虽沿用西医抑郁症的病名，但对其病因病机的认识尚未达到共识。

1.气机郁结 肝主疏泄，调畅气机，调节情志。若反复持久的不良刺激，超过了机体情志的调节，影响了肝主疏泄的功能，使肝失条达。肝气郁结轻则出现情志抑郁、胸闷；重则可出现情绪低落、烦闷、敏感多疑、注意力不集中、强迫思虑、强迫行为、胸胁胀满等。肝气郁结，横克脾土，则伴见头晕纳差、腹胀、便溏；横克胃腑则伴见胃脘胀闷、嗳气少食等，这可见于各型抑郁症早期，患者来诊时多数以胃脘不适为主诉，躯体化症状明显，并无器质性病变，因而要详细询问发病原因，以免误诊。肝郁化火扰及心脉可致心烦、入睡困难；气滞津停生痰可致梅核气；气滞血阻成瘀可致妇女经前少腹胀痛。总之，病位主要在肝，进而影响及脾、胃、心，病性主要是气滞，进而可郁而化火，津停成痰，血阻成瘀；病机主要是肝气郁结，进而致肝郁脾虚，肝胃不和，肝火扰心。

2. 痰浊内蕴 肝主疏泄，气机调畅，津行正常，与津液运行关系密切。若情志内伤，气郁化火，炼津为痰，上扰清窍，则会出现精神活动的异常、精神抑郁、惊恐不安、记忆力减退等；痰火扰胆，则胆的功能失常，其"主决断"的正常判断能力亦随之失常，不能控制自己的意识和动作，表现为精神运动性迟滞、动作迟缓、决策判断力下降等；痰火扰心则心烦心悸、入睡困难等。以心悸为主要症状的抑郁症，应排除心血管疾病的原因，心电图检查除心率偏快外，无其他明显改变。总之，病位主要在心、脑、胆，病性主要是痰浊，病机是痰蒙心神，痰扰清窍，胆郁痰扰。

3. 瘀血内阻 肝主疏泄，又藏血调血，与气血运行关系密切。若情志不遂，气机失调，气血运行受阻，气滞血瘀，瘀血内阻，神明不能内守，则精神抑郁、性情急躁、胸胁憋闷胀痛；血滞不养心神则心悸失眠健忘，这可见于妇女经前期躁狂症，除月经来潮前4~5天见上述症状外，还可因冲任不调，瘀血阻于胞宫致少腹胀痛。正如《伤寒论》所述："下焦蓄血，其人如狂……"总之，病位与肝关系密切，病性主要是瘀血，病机是瘀血内阻。

4. 精髓不足 脑为髓之海，肾主骨生髓，滋充脑髓，以养元神。若年老体弱，肝肾渐亏，或抑郁症日久不愈，损及于肾，精髓化生不足，元神脑府失养，神机运转不利，脑功能得不到正常发挥则"脑转耳鸣，胫酸眩冒，目无所见，懈怠安卧"（《灵枢·海论》），那么在此基础上，如有社会、人际、精神、情志等因素影响，还会导致肝郁气滞血瘀，而表现出精神萎靡、精力减退、疲乏、失眠或嗜睡、记忆力减退，对于老年患者还可出现精神痴呆、举止异常、反应迟钝等。总之，病位主要在脑、肾，病性是精髓不足，病机是肾精不足，元神失养。

5.气血不足　心主血脉又主神志，脾主运化是气血化生之源，二者在血的生成和运行上关系密切。若心理压力过大，思虑劳神过度，损伤脾气，气血乏源，机体失养则纳呆、消瘦、四肢乏力；暗耗心血，心血不足，神失所养则心悸、健忘、失眠；气血不足则郁闷悲观、表情淡漠、行动迟缓、头晕头痛、面色萎黄等，此型患者就诊时多以失眠为主症，易误以诊睡眠障碍，应注意其呆、懒、忧、虑的特点。总之，病位在心脾，病性是气血不足，病机是心脾气血两虚。

6.阴虚内热　阴液对人体具有润养、宁静等作用，肾阴是全身阴液的根本，可滋心阴，抑肝阳，益阴精，补充各器官的物质基础和脑的物质力量。若年老体虚，肝肾渐衰，元阴渐少，阴液不足，神明失养则可致焦虑、忧郁、紧张、猜疑等精神症状；阴虚生内热，扰及心神则心悸、失眠；肝肾阴亏则腰膝酸软烦热、盗汗、舌红少苔脉细数，这多见于植物神经功能紊乱，内分泌功能失调导致的围绝经期抑郁症或老年性抑郁症。另外，随着现代饮食结构的改变，竞争意识的增强，工作节奏的加快，情志所伤愈发突出，气有余便是火，气郁化火，耗伤阴液，不得制阳，阴虚内热，既导致上述精神症状，又因阴亏气耗而表现为自觉疲乏、精力不足。总之，病位主要在心、肝、肾，病性主要是阴亏，病机为肝肾阴亏，心肾不交。

7.阳气不足　阳气对机体具有温煦、促进等作用，肾阳是全身阳气的根本，可振心阳，温脾阳，调冲任，调节内分泌机能，促进各器官正常的机能活动和脑的功能。若年高肾亏，久病及肾，元阳渐亏，心神无力振奋则抑郁、少眠、健忘；肾志为恐，心主神志，肾阳不足，心神受伤则惊恐胆怯；温煦失职则形寒畏冷，机能减退则少动喜卧、有疲乏感、精力减退、性欲低下、月经不调；肾阳不足，不温脾土，运化失健则纳差、便溏。总之，病位在肾，影响到心、脾，病性是阳虚，病机主要是心肾阳虚，脾肾阳虚。

总而言之，抑郁症的基本病因是情志不遂，导致气机郁滞、气血阴阳失调、脏腑功能失常、精神异常改变等，其病机的基本核心是气机郁滞，由此导致了血瘀、痰蕴、精亏、气虚、血虚、阴虚、阳虚等病态链的病性反应，并贯穿于抑郁症的全过程，多数情况下还占主导地位。通过分析归纳抑郁症中医病因病机，有利于其中医的辨证分型和治疗。

三、诊断

抑郁症的诊断主要应根据病史、临床症状、病程及体格检查和实验室检查，典型病例诊断一般不困难。患者通常具有心境低落、兴趣和愉快感丧失、精力不济或疲劳感等典型症状。其他常见的症状：①集中注意和注意的能力降低；②自我评价降低；③自罪观念和无价值感（即使在轻度发作中也有）；④认为前途暗淡悲观；⑤自伤或自杀的观念或行为；⑥睡眠障碍；⑦食欲下降。病程持续至少2周。

四、辨证分型

1.肝气郁结 精神抑郁，情绪低落，胸胁胀痛，痛无定处，纳呆少寐，脘闷嗳气，大便不调。苔薄白或薄腻，脉弦。

2.气郁化火 性情低落，急躁易怒，失眠头痛，胸胁胀痛，口苦而干或目赤耳鸣，或嘈杂吞酸。舌红苔黄，脉弦数。

3.气滞血瘀 精神抑郁，性情急躁，失眠头痛，健忘或胸胁疼痛，或身体某部有发热或麻痛感。舌紫暗或有瘀点、瘀斑，脉弦或涩。

4.肝郁脾虚 表情抑郁，胸闷太息，急躁易怒或不言不语，入睡困难，倦怠乏力，便溏不爽。舌苔白腻，脉弦缓。

5.痰气郁结 精神抑郁，呆滞寡言，胸部闷塞，胁肋胀满，或表情淡漠，多疑善虑，或喃喃自语，或咽中有物梗塞，吞吐不得。苔白腻，脉弦滑。

6.痰热蕴结 精神抑郁，烦躁不宁，面赤气秽，烦躁失眠。舌质红，苔黄腻，脉弦滑或滑数。

7.忧郁伤神 精神恍惚，心神不宁，多疑易惊，悲忧懒动，或时时欠伸，或烦躁喊叫等多种症状。舌淡，脉弦。

8.心肾阳虚 精神萎靡，情绪低沉，嗜卧少动，心烦惊恐，失眠多梦，面白无华，形神颓废，阳痿遗精。舌淡胖苔白，脉沉细。

9.气血不足 久病或产后，精神不振，懒言懒动，少食少寐，面色无华，健忘多梦。舌质淡胖，舌苔薄白，脉沉细无力。

五、安全操作

1.治疗方案

（1）处方：郁五针。

（2）治疗策略：轻症可行埋线针刀埋线治疗2个疗程；重者可行埋线针刀埋线治疗3~6疗程。

2.体位　患者仰卧位，行迷走神经点、星状神经节点、膻中点、太冲点、内关点操作。

3.埋线针刀和线的选择

（1）针具：4.0cm或8.0cm长8号埋线针刀。

（2）线体：3.0cm长3-0PGA线体。

4.定点与选穴

（1）迷走神经点：乳突尖下方、寰椎横突前缘处。

（2）星状神经节点：第七颈椎横突前结节。

（3）膻中点：前正中线，平第四肋间，两乳头连线的中点。

（4）太冲点：位于足背侧，第一、二跖骨结合部之前凹陷处。

（5）内关点：当曲泽与大陵的连线上，腕横纹上2寸，掌长肌腱与桡侧腕屈肌腱之间。

5.操作技巧　埋线部位按要求用碘伏常规消毒，医者戴口罩帽子和无菌手套。

（1）迷走神经点埋线参考"推寰循经式迷走神经埋线术"。

（2）星状神经节点埋线参考"手卡指压式星状神经节埋线术"。

（3）其余穴位针刀刃口线与人体纵轴平行，与肌纤维走行平行，术者左手在定点处按压，右手持针，将带有线体的针具抵住皮肤，轻轻加压后快速突破，缓慢进针，经皮下组织刺入外层筋膜，旋转针体，回提针具，将线体留在皮下，出针按压后创可贴贴敷。

6.注意事项　埋线针刀治疗前，患者应签署知情同意书。操作过程应保持无菌操作，埋线针刀操作后创面应保持干燥、清洁、防止感染。若发生晕针应立即停止治疗，按照晕针处理。埋线针刀操作后，拟留置体内的可吸收性外科缝线线头不应露出体外，如果暴露体外，应给予相应处理。埋线针刀操作后应该进行定期随访，并及时处理术后反应。孕妇的小腹部和腰骶部，以及其他一些慎用针灸的穴位慎用埋线针刀疗法。患者精神紧张、大汗、劳累后或饥饿时慎用埋线针刀疗法。有出血倾向的患者慎用埋线针刀疗法。

六、病案

严某，女，56岁。主诉：懒惰、闷闷不乐10年余，加重2周。患者于10年前出现心烦、心悸、懒惰，闷闷不乐，甚至不愿出门，不愿见人，胡思乱想，不想活，总觉得"活着不如死去好"，在酒钢医院精神科被确诊为"抑郁症"，经服6个月的抗抑郁药物后，病情得到控制，10年间病情反复发作。近2周，患者又出现心烦、失眠、情绪低落、懒惰、心悸，不想做任何事情，记忆力差，胡思乱想，不想活，在当地医院就诊，给予口服奥氮平片5mg每日1次睡前服，盐酸文拉法辛缓释胶囊150mg每日2次，阿普唑仑片早晚各0.4mg，服药2周后效果不佳，给予埋线针刀疗法郁五针治疗4次后，患者抑郁症症状消失，精神状态、饮食睡眠较前明显好转。

附　癫痫埋线针刀处方

癫痫处方：癫五针。

第十二节　类风湿关节炎

一、概念

类风湿关节炎（rheumatoid arthritis，RA）是一种病因未明的慢性、以炎性滑膜炎为主的系统性疾病。其特征是手、足小关节的多关节、对称性、侵袭性关节炎症，经常伴有关节外器官受累及血清类风湿因子（rheumatoid factor，RF）阳性，可以导致关节畸形及功能丧失。我国RA的患病率为0.3%~0.4%，美国该病患者约占总人群的1%，女性发病率较男性高2~3倍。各年龄组人群均可发病，但25~50岁为本病的好发年龄。临床表现多由1~2个关节开始发病，女性多开始于掌指或指间小关节；而男性多先由膝、踝、髋等单关节起病。通常在几周或几个月内隐匿起病，先有几周到几个月的疲倦乏力、体重减轻、低热和手足麻木刺痛等全身症状。本病多为一种反复发作性疾病，致残率较高，预后不良，目前还没有很好的根治方法。

二、病因病机

【西医病因病理】

（一）病因

RA具体病因尚未完全明确，已被普遍承认为一种自身免疫性疾病，目前认为其病因与环境因素、病毒感染、遗传、性激素及神经精神状态等因素密切相关。

1.遗传因素 本病在某些家族中发病率较高，在人群调查中，发现人类白细胞抗原（HLA-DR4）与RF阳性患者有关。HLA研究发现DW4与RA的发病有关，患者中70%HLA-DW4阳性，患者具有该点的易感基因，因此遗传可能在发病中起重要作用。

2.感染 病毒、细菌、支原体可能诱发RA发病。研究表明，EB病毒感染所致的关节炎与RA不同，RA病人对EB病毒比正常人有强烈的反应性。在RA病人血清和滑膜液中出现持续高度的抗EB病毒，胞膜抗原抗体，但到目前为止在RA病人血清中一直未发现EB病毒核抗原或壳体抗原抗体。

3.神经内分泌因素 女性患者月经前雌激素水平增高时，症状加重，月经后症状减轻。RA患者在不良因素刺激后，容易导致症状反复或病情加重。

4.其他 寒冷、潮湿、疲劳、营养不良、创伤、精神因素等，常为本病的诱发因素，但多数患者常无明显诱因可查。

（二）病理

类风湿关节炎病变的组织变化虽可因部位而略有变异，但基本变化相同。其特点有：①弥漫或局限性组织中的淋巴或浆细胞浸润，甚至淋巴滤泡形成。②血管炎，伴随内膜增生管腔狭小、阻塞，或管壁的纤维蛋白样坏死。③类风湿性肉芽肿形成。

1.类风湿结节 是本病较常见的关节外表现，可见于20%～30%的患者，多位于关节隆突部及受压部位的皮下，如前臂伸面、肘鹰嘴突附近、枕、跟腱等处。其大小不一，结节直径由数毫米至数厘米，质硬、无压痛，对称性分布。此外，几乎所有脏器如心、肺、眼等均可累及。其存在提示有本病的活动。

2.类风湿血管炎 RA患者系统性血管炎少见，体格检查能观察到的有指甲下或指端出现的小血管炎，少数引起局部组织的缺血性坏死。眼受累多为巩膜炎，严重者因巩膜软化而影响视力。RF阳性的患者可出现亚临床型的血管炎，如无临床表现的皮肤和唇腺活检可有血管壁免疫物质的沉积，亚临床型血管炎的长期预后尚不明确。

3.肺 肺受累很常见，其中男性多于女性，有时可为首发症状。

（1）肺间质病变：是最常见的肺病变，见于约30%的患者，主要表现为活动后气短，肺纤维化，肺功能和肺影像学如肺部高分辨CT有助于早期诊断。

（2）结节样改变：肺内出现单个或多个结节，为肺内的类风湿结节表现。结节有时可液化，咳出后形成空洞。

（3）Caplan综合征：尘肺患者合并RA时易出现大量肺结节，称之为Caplan综合征，也称类风湿性尘肺病。临床和胸部X线表现均类似肺内的类风湿结节，数量多，较大，可突然出现并伴关节症状加重。病理检查结节中心坏死区内含有粉尘。

（4）胸膜炎：见于约10%的RA患者。为单侧或双侧性的少量胸腔积液，偶为大量胸腔积液。胸水呈渗出性，糖含量很低。

（5）肺动脉高压：一部分是肺内动脉病变所致的肺动脉高压，另一部分为肺间质病变引起的肺动脉高压。

4.心脏受累 RA患者可以出现心脏受累，心包炎最常见，多见于RF阳性、有类风湿结节的患者，但多数患者无相关临床表现。通过超声心动图检查约30%的患者出现小量心包积液。

5.胃肠道 患者可有上腹不适、胃痛、恶心、纳差、甚至黑粪，多与服用抗风湿药物，尤其是非甾体抗炎药有关，很少由RA本身引起。

6.肾 本病的血管炎很少累及肾，偶有轻微膜性肾病、肾小球肾炎、肾内小血管炎以及肾脏的淀粉样变等报道。

7.神经系统　神经受压是RA患者出现神经系统病变的常见病因。如正中神经在腕关节处受压可出现腕管综合征。多数患者随着炎症减轻神经症状能逐渐好转，但有时需要手术减压治疗。脊髓受压表现为渐起的双手感觉异常和力量的减弱，腱反射多亢进，病理反射阳性。多发性单神经炎则因小血管炎的缺血性病变所造成。

8.血液系统　患者的贫血程度通常和病情活动度相关，尤其是和关节的炎症程度相关。RA患者的贫血一般是正细胞正色素性贫血，本病出现小细胞低色素性贫血时，贫血可因病变本身或因服用非甾体抗炎药而造成胃肠道长期少量出血所致；此外，与慢性疾病性贫血的发病机制有关，在患者的炎症得以控制后，贫血也可得以改善。在病情活动期的RA患者常见血小板增多，与疾病活动度相关，病情缓解后可下降。

9.干燥综合征　部分患者常有口干、眼干症状，30%~40%的RA患者可继发干燥综合征。

【中医病因病机】

该病当属于中医学"痹证""顽痹""骨痹""历节风""尪痹"范畴，痹证是由于风、寒、湿、热等邪气闭阻经络，影响气血运行，导致肢体筋骨、关节、肌肉等处发生疼痛、重着、酸楚、麻木，或关节屈伸不利、僵硬、肿大、变形等症状的一种疾病。轻者病在四肢关节肌肉，重者可内舍于脏。《内经》不仅提出了痹之病名，而且对其病因病机、证候分类以及转归、预后等均作了较详细的论述。如《素问·痹论》指出："所谓痹者，各以其时，重感风寒湿之气也。"又曰："风寒湿三气杂至，合而为痹。其风气胜者为行痹，寒气胜者为痛痹，湿气胜者为着痹也。"《素问·四时刺逆从论》云："厥阴有余病阴痹，不足病生热痹。"因感邪季节、患病部位及临床症状的不同，又有五痹之分。如《素问·痹论》曰："以冬遇此者为骨痹，以春遇此者为筋痹，以夏遇此者为脉痹，以至阴遇此者为肌痹，以秋遇此者为皮痹。"

三、诊断

1.晨僵至少一小时（≥6周）。

2.3个或3个以上关节炎（≥6周）。

3.腕、掌关节或近端指间关节炎（≥6周）。

4.对称性关节炎。

5.类风湿结节。

6.X线表现：手及腕部摄片示骨质侵蚀或骨质疏松改变。

7.类风湿因子阳性。

符合以上7项中的4项者即可诊断为RA。

四、辨证分型

1.热痹　壮热、口渴，汗出，关节红肿，灼热疼痛，屈伸艰难，或见环形红斑。舌赤苔黄，脉数、疾或促。

2.湿热合痹　微热、恶寒，周身酸楚无力，肢体疼痛。舌淡红，苔薄白，脉浮紧或浮数。

3.行痹　以手、足小关节游走性疼痛为特征，可伴有关节肿胀。舌红，苔黄腻，脉滑数。

4.着痹　痛有定处，关节肿胀或肿大畸形，或僵直难以屈伸，肌肉萎缩。舌质赤而瘦干，苔厚，脉沉细而数，舌淡。

五、安全操作

1.治疗方案

（1）处方：湿五针。

（2）治疗策略：轻症且首次治疗，可单纯埋线针刀松解；定点较多且反复治疗者，可于松解的同时埋线，再同时注入益气消炎镇痛液或者臭氧；病情较重或病程较长者在湿五针基础上辨证配穴，同时可用中药辨证治疗。

2.体位　俯卧位/仰卧位。

3.针具选择

（1）针具：3.4cm或6.8cm长7号埋线针刀。

（2）线体：3.0cm长4-0PGA线体。

4.定点与选穴

（1）星状神经节点：第七颈椎横突前结节。

（2）迷走神经点：乳突尖下方、寰椎横突前缘处。

（3）膈俞点：第七胸椎棘突下旁开1.5寸。

（4）脾俞点：第十一胸椎棘突下旁开1.5寸。

（5）肾俞点：第二腰椎棘突下旁开1.5寸。

5.操作技巧 埋线部位按要求用碘伏常规消毒，医者戴口罩帽子和无菌手套。

（1）星状神经节点埋线参考"手卡指压式星状神经节埋线术"。

（2）迷走神经点埋线参考"推寰循经式迷走神经埋线术"。

（3）其余穴位针刀刃口线与人体纵轴平行，与肌纤维走行平行，术者左手在定点处按压，右手持针，将带有线体的针具抵住皮肤，轻轻加压后快速突破，缓慢进针，经皮下组织刺入外层筋膜，旋转针体，回提针具，将线体留在皮下，出针按压后创可贴贴敷。

6.注意事项 埋线针刀治疗前，患者应签署知情同意书。操作所用针体、线保证清洁无菌。操作过程应保持无菌操作，埋线针刀操作后创面应保持干燥、清洁、防止感染。注意断针的预防和处理。若发生晕针应立即停止治疗，对症处理。注意适应证以及疗程。埋线针刀操作后应该进行定期随访，并及时处理术后反应。患者精神紧张、大汗、劳累后或饥饿时慎用埋线针刀疗法。有出血倾向的患者慎用埋线针刀疗法。

六、病案

赵某，女，39岁，主诉：间断双膝关节疼痛伴活动受限2年，加重1个月。患者自诉2年前无明显诱因出现全身关节多处关节疼痛、肿胀，其中以双膝关节出现肿疼严重，到郑州协和医院就诊，诊断为"类风湿关节炎"，给予药物长期口服治疗（具体不详），症状有所缓解。诊断：①类风湿关节炎；②双侧股骨头缺血性坏死。治疗：给予埋线针刀湿五针+臀五针+膝五针治疗4次后，双侧膝关节的冰冷感消失，关节活动度明显增大，晨起关节僵硬明显减轻。

第十三节　强直性脊柱炎

一、概念

　　强直性脊柱炎（ankylosing spondylifis，AS）是以骶髂关节和脊柱附着点炎症为主要症状的疾病。1973年研究发现了AS与HLA-B27相关，之后随着对AS认识的不断加深，使得AS从类风湿关节炎中分离出来，进入脊柱关节炎的范畴。目前一般认为女性AS发病率较男性低，男女之比为（2~3）∶1，女性外周关节受累、颈椎和上背部疼痛更为多见，临床症状较轻，预后良好。该病病因尚不明确，是以脊柱为主要病变部位的慢性病，累及骶髂关节，引起脊柱强直和纤维化，造成不同程度眼、肺、肌肉、骨骼病变，属自身免疫性疾病。病变一般自骶髂关节开始，缓慢沿着脊柱向上延伸，影响椎间小关节的滑膜和关节囊，脊椎的周围组织也同样受累，至晚期可使整个脊柱的周围韧带等软组织钙化、骨化。病变可停止于任何脊柱节段，但在适合的条件下，又可继续发展，导致严重的驼背或圆背，但也可强直于伸直位，直至颈椎也发生融合。它也可同时向下蔓延，波及双髋关节，但很少波及膝关节和上肢关节。受累关节：男性以腰椎、骶髂关节、髋关节疼痛多见；女性以腕肘等外周关节肿痛多见，尤其膝关节发病率多于男性。在病情进展中，男性腰椎、颈椎、髋关节以及整个脊柱受累多见，致残率高；女性较轻，较少整个脊柱受累，而耻骨联合受累比男性多。

二、病因病机

【西医病因病理】

　　很可能在遗传因素的基础上受环境因素（包括感染）等多方面的影响而致病。遗传因素在AS的发病中具有重要作用。一般认为和HLA-B27有直接关系，强直性脊柱炎患者HLA-B27阳性率高达90%～96%，而HLA-B27阳性者AS发病率为10%～20%，免疫因素也是其中一个病因，有人发现60%的AS患者血清补体增高，大部分病例有IgA型类风湿因子，血清C4和IgA水平显著增高。创伤、内分泌、代谢障碍和变态反应等亦被疑为发病因素。

【中医病因病机】

本病病因病机主要是肾虚督脉空虚为本，感受外邪为标，肾虚督脉空虚，则不能鼓舞卫阳之气抗邪，风、寒、湿之邪乘虚侵入机体，痹阻经络，气血不畅筋骨失养而发病。这与西医学提出的人类基因构型或变异及感染和环境因素的诱发起病学说是有相通之处的。

本病多见于青少年，起病年龄多在10~40岁，40岁以后发病少见。此时正当肾气充盛，精充髓满之时，若见腰背疼痛，酸软乏力，甚则驼背强直，说明先天禀赋不足，肾气亏乏是主要的病因。因肾为先天之本，主骨生髓，肾气足则骨髓充满，筋骨强劲。而督脉夹脊贯腰中，总督一身之阳，肾阳不足致督脉空虚，不能填充骨髓濡养经络，筋骨失养，如遇风、寒、湿等外邪侵入，劳损或房劳过度，久病气血亏虚等原因，常可诱发。本病起病隐匿，有暂时缓解、反复发作、不断加重、渐至功能障碍、致畸致残的临床特点，与素体肾虚，先天肾气不足，不能统摄一身之阳，久而损及其他脏腑有密切联系。

三、诊断

1.临床表现

（1）腰或脊柱、腹股沟、臀部或下肢酸痛不适，病程至少持续3个月，疼痛随活动改善，但休息不减轻。非甾体抗炎药能迅速缓解症状。

（2）腰椎在前屈、侧屈和后伸的3个方向运动均受限；或胸廓扩展范围受限，小于2.5cm。

（3）AS家族史，或HLA-B27阳性。

2．X线片检查　证实有双侧或单侧骶髂关节炎。有X线片证实的双侧或单侧骶髂关节炎；并分别附加以上临床表现的1条或2条。

3.测定HLA-B27　HLA-B27阳性，有助于诊断。

四、辨证分型

1.肾精亏虚　先天禀赋不足，加之劳累太过，久病体虚，年老体衰，房事不节，以致后天肾精亏损，筋骨失养而发本病。证见腰背及腿部酸软疼痛，喜温喜按，腰膝无力，遇劳加重；肾阳虚者，畏寒，肢体怕冷，遇冷痛重，得温则舒，面色苍白，手足不温，舌质淡，脉沉细；肾阴虚者，心烦失眠，口干咽燥，手足心热，足跟疼痛，舌质红，脉弦细。

2.湿热浸淫　岁气湿热行令，或长夏之际，湿热交蒸或寒湿蕴积日久，郁而化热，湿热之邪浸淫经脉而致本病。证见背腰及腿部疼痛，活动后痛可减轻，口干不欲饮，无明显畏寒，但恶热。舌红苔黄厚腻，脉濡数。

3.瘀血阻络　跌打挫伤，损及腰背，瘀血内停，阻滞经脉，气血不畅。证见腰背及腿部疼痛，日轻夜重，脊背活动受限。舌质紫暗或有瘀斑，脉细涩。

4.风湿寒邪外袭　由于久居湿冷之地，或冒雨涉水，劳汗当风，衣着湿冷，或气候剧变，冷热交错，风寒湿之邪侵袭人体，注于经络，留于关节，气血痹阻而致本病。证见对温度及湿度敏感，季节交替或湿冷空气时症状明显。

五、安全操作

1.治疗方案

（1）处方：强五针。

（2）治疗策略：轻症且首次治疗者，可单纯埋线针刀松解；定点较多且反复治疗者，可于松解的同时埋线，再同时注入益气消炎镇痛液或者臭氧。

2.体位　俯卧位或仰卧位，双手可置于身体两侧，身体紧贴治疗床，取舒适体位。

3.针具选择

（1）针具：3.4cm或6.8cm长7号埋线针刀。

（2）线体：3.0cm长4-0PGA线体。

4.定点与选穴

星状神经节点：第七颈椎横突前结节。

迷走神经点：乳突尖下方、寰椎横突前缘处。

脊中点：脊椎棘突之间点。

关节突点：脊椎关节突关节点。

横突点：脊椎横突尖点以及脊椎横突之间阳性点。

5.操作技巧 埋线部位按要求用碘伏常规消毒，医者戴口罩、帽子和无菌手套。

（1）星状神经节点埋线参考"手卡指压式星状神经节埋线术"。

（2）迷走神经点埋线参考"推寰循经式迷走神经埋线术"。

（3）脊中点操作方法：嘱患者俯卧位，术区消毒，戴无菌手套，术者左手在定点处按压，右手持针，刀口线与躯干纵轴平行，将带有线体的针具抵住皮肤，轻轻加压后快速突破，线体完全没入皮下时，旋转针体，回提针具，将线体留在皮下，然后再略微改变方向，穿刺数下，感觉针下有松动感后缓慢退出埋线针刀，用无菌干棉球（签）按压针孔止血出针，按压后创可贴贴敷。

（4）关节突点操作方法：嘱患者俯卧位，术区消毒，戴无菌手套，术者左手在定点处按压，右手持针，刀口线与躯干纵轴平行，将带有线体的针具抵住皮肤，轻轻加压后快速突破，缓慢推进直达病变腰椎间盘所在的关节突关节面时，旋转针体360°留线，回提针具，然后纵切关节囊1~2下，感觉针下有松动感后缓慢退出埋线针刀，用无菌干棉球（签）按压针孔止血出针，按压后创可贴贴敷。

（5）横突点操作方法：嘱患者俯卧位，术区消毒，戴无菌手套，术者左手在定点处按压，右手持针，刀口线与躯干纵轴平行，刀体与横突骨面垂直，轻轻加压后快速突破，线体完全没入皮下，针尖到达横突骨面时，旋转针体，回提针具，将线体留在皮下，针尖到达横突骨面，然后针体直达横突背面，探索移动针尖，到达横突尖，针下有突破感时，再行纵切或横行松解数下，针下有松动感后出针。

6.术后手法

（1）交叉掌压法：患者取俯卧位，术者立于患者的右侧，双手伸直，前臂交叉，双手掌根交叉按压于双侧腰肌，由上到下依次按压，按压时频率要慢并配合患者呼气，力度以患者能耐受为度。共计按压3~6遍。此法主要用于松解疏通腰大肌、髂腰韧带、腰部的其他肌肉及韧带。

（2）压膝推磨法：患者取仰卧位，术者立于患者的右侧，患者双下肢靠拢屈膝屈髋至最大位，术者左手按压于双膝关节上方，右手置于双踝关节上方，以腰骶部为中心顺时针旋转3~6圈，然后再逆时针旋转3~6圈。此法主要用于松解腰大肌、髂腰韧带、腰部的其他肌肉、肌筋膜及韧带。

（3）压臀推肩法：患者取侧卧位，一侧肢体伸直，对侧肢体屈曲，术者一手向内按压患者臀部，另一手置于患者肩关节前上方，双手反方向间歇性用力推动，并配合患者呼气动作，力度以患者能耐受为度，然后回归原位，再反复进行上述操作，共计操作3~6次。此法主要用于松解腰椎小关节、关节囊、韧带及腰部肌肉、肌筋膜等。

7. 注意事项　埋线针刀治疗前，患者应签署知情同意书。操作所用线保证清洁无菌。操作过程应保持无菌操作，埋线针刀操作后创面应保持干燥、清洁，防止感染。注意断针的预防和处理。若发生晕针应立即停止治疗，对症处理。埋线针刀操作后，拟留置体内的PGA线头不应露出体外，如果暴露体外，应给予相应处理。注意适应证以及疗程。埋线针刀操作后应该进行定期随访，并及时处理术后反应。孕妇的小腹部和腰骶部，以及其他一些慎用针灸的穴位慎用埋线针刀疗法。患者精神紧张、大汗、劳累后或饥饿时慎用埋线针刀疗法。有出血倾向的患者慎用埋线针刀疗法。

六、病案

李某，男，54岁。主诉：间歇性腰骶部疼痛20年余，加重伴脊柱活动受限3年。患者于20年前无明显诱因出现腰骶部僵硬、疼痛，并向双下肢牵扯样疼痛，就诊于当地县医院，以"腰椎间盘突出症"收入住院治疗，疗效不佳。于3年前受凉后，疼痛再次加重，伴脊柱活动受限，腰部侧弯、后伸活动受限，颈椎侧弯、转头受限，就诊于郑州某医院，诊断为"强直性脊柱炎"，给予针灸、按摩等治疗，收效甚微，出院后长期口服止疼类药物。每遇天气转凉或阴天下雨症状加重，痛苦难忍。为求进一步治疗，来我处请求治疗。诊断：强直性脊柱炎。查体：脊柱侧弯、后伸、旋转受限，胸部扩张度＜2cm，骶髂关节、脊柱两侧均有明显压痛，局部皮肤无红肿，肌肉僵硬，双下肢"4"字试验阳性，靠墙试验阳性，指地实验阳性，其余各关节未见明显异常，四肢肌力、肌张力无异常。治疗：给予埋线针刀"强五针"（星状神经节点、乳突下点、脊中点、关节突点、横突点）治疗，治疗后患者自诉活动受限情况较前明显减轻。该患者坚持治疗3次（半个月1次）后，活动度明显加大，疼痛缓解。

第七章 皮科、耳鼻喉科病证

第一节 荨麻疹

一、概念

荨麻疹是一种常见的皮肤病，是由于各种原因引起的皮肤黏膜、血管扩张及渗透性增加而发生的暂时性局部水肿性损害。以皮肤出现鲜红色或苍白色风团、时隐时现，瘙痒无度，消退后不留痕迹为特点。四季均可发病，尤以春季为发病的高峰期，病程超过6周以上的患者可以诊断为慢性荨麻疹。

二、病因病机

【西医病因病理】

（一）病因

荨麻疹的病因复杂，有3/4的患者不能找到确切的原因。目前认为其发病与食物及食物添加剂、药物、消化障碍、感染、自身免疫、肿瘤、内脏和全身疾病、内分泌、精神性因素等密切相关。

1.**食物及食物添加剂类** 进食的某些食物，如蛋、鱼、虾、蟹、牛奶等蛋白容易引起荨麻疹；加入在食物中的天然或合成物质如酵母、水杨酸和安息香酸衍化物也能引起本病。食物中的过敏原是慢性荨麻疹的主要诱发因素。

2.**感染** 寄生虫及微生物感染会引起机体的免疫反应，从而诱发本病。其中常见的寄生虫感染有蛔虫、钩虫、血吸虫、丝虫、疟原虫等；常见的病毒感染有肝炎、传染性单核细胞增多症和柯萨奇病毒感染等；常见的细菌感染有齿槽脓疡、副鼻窦炎、扁桃体炎、化脓性乳腺炎等。

3.**药物** 常引起荨麻疹的药物以青霉素类为主。有些药物本身是组胺释放剂，例如吗啡、多黏菌素等，均能引发本病。

4.吸入物 吸入物中常引起过敏反应的物质有花粉、真菌孢子、尘螨、动物皮屑、羽毛、挥发性化学品和其他空气传播的过敏原。多数情况下这些物质不会引起机体的过敏反应，但过敏体质的人吸入这些物质后机体会产生过敏反应，从而诱发荨麻疹。

5.内分泌等系统疾病 多种系统性疾病也可以引起荨麻疹（尤其是慢性荨麻疹），如糖尿病、白血病、淋巴瘤、溃疡性结肠炎、白癜风、震颤性麻痹、甲状腺功能亢进症等。

6.精神因素 情绪波动、精神紧张、抑郁等可诱发本病。

（二）病理

该病主要为免疫性和非免疫性所致，可是特发性的。免疫性主要包括Ⅰ、Ⅱ、Ⅲ型变态反应，但与Ⅰ型变态反应关系最为密切，其皮肤水肿风团或常发生在IgE依赖的抑或是补体系统介导的免疫过程中。非免疫性荨麻疹常被认为是直接由肥大细胞释放组胺引起的，抑或是由于花生四烯酸代谢途径障碍所导致。而其他影响因素如饮酒、受冷、运动、发热、情绪紧张也能加剧荨麻疹的形成。

【中医病因病机】

中医称荨麻疹为"鬼饭疙瘩""风疹""瘾疹""风疹块""赤疹""白疹"。瘾疹之名，始见于《素问·四时刺逆从论》："少阴有余，病皮痹瘾疹。"本病的发生总由禀赋不足，素体虚弱，卫外不固，外受虚邪贼风侵袭而致，或因食物、药物或七情变化、病灶感染导致营卫失和，内不得疏，外不得泄，郁于皮毛腠理而发。

三、诊断

1.症状 皮肤上出现风团，高出皮肤，边界清楚，周围有红晕，时发时退，发无定处，伴有瘙痒，消退后不留痕迹。

2.特殊检查

（1）皮肤划痕症试验：常用来诊断皮肤划痕症型的荨麻疹。在患者皮肤表面用钝器以适当压力划过，由于患者对外来较弱的刺激即可引起较强的生理性反应，可能出现以下三联反应：①划后3～15秒，在划过处出现红色线条。②15～45秒后，在红色线条两侧出现红晕。③划后1～3分钟，划过的皮肤处出现隆起、苍白色风团状线条。本试验阳性率与所施压力成正比，用力越大，出现阳性的概率越大。若压力过小，可能出现"假阳性"。因此，在做皮肤划痕症时，施压标准需统一。

（2）寒冷试验：一般用于寒冷性荨麻疹的诊断，常用的有冰块试验、冷水试验和冷空气试验。

①冰块试验：将冰块放入一般的热水袋中（不将冰与皮肤接触是为了与水源性荨麻疹鉴别），然后放于前臂处，与皮肤接触20分钟左右，阳性者会出现红斑、风团，此为速发型冷过敏，但对于延迟型冷过敏，冰块试验可于24小时或48小时呈阳性。

②冷水试验：有报道称一些冰块试验阴性的寒冷性荨麻疹患者冷水试验可为阳性。具体方法是先将一侧手臂置于8℃~10℃的水中5~15分钟，如未出现红斑、风团的表现，可再置于21℃的水中，仍呈现阴性者可让患者洗冷水澡。但本试验不易鉴别水源性荨麻疹和寒冷性荨麻疹，且患者一旦过敏可有生命危险。

③冷空气试验：如果患者冰块试验和冷水试验都为阴性，可做冷空气接触试验，即让患者处于低温（4℃）房间内，阳性者寒战之后很快出现风团，或者观察10分钟后有红斑、风团出现即为阳性。

四、辨证分型

1. 风热犯表 风团鲜红，灼热剧痒。伴有发烧、恶寒、咽喉肿痛，遇热则皮疹加重。舌苔薄白或薄黄，脉浮数。

2. 风寒束表 皮疹色白，遇风寒加重，得暖则减，口不渴。舌质淡，苔白，脉浮紧。

3. 血虚风燥 反复发作，迁延日久，午后或夜间加剧。伴心烦易怒，口干，手足心热，舌红少津，脉沉细。

五、安全操作

1.治疗方案

（1）处方：荨五针。

（2）治疗策略：轻症且首次治疗，可单纯穴位埋线；反复治疗者，可进行辨证配穴同时埋线治疗。

2.体位　仰卧位，充分暴露治疗点。

3.埋线针刀选

（1）针具：4.0cm或8.0cm长8号埋线针刀。

（2）线体：3.0cm长3-0PGA线体。

4.定点与选穴

（1）星状神经节点：第七颈椎横突前结节。

（2）迷走神经点：乳突尖下方、寰椎横突前缘处。

（3）风门点：第二胸椎棘突下旁开1.5寸。

（4）风市点：在大腿外侧部的中线上，当腘横纹上7寸。或直立垂手时，中指尖处。

（5）风市前点：风市穴前3寸。

5.操作技巧　埋线部位按要求用碘伏常规消毒，医者戴口罩帽子和无菌手套。

（1）星状神经节点埋线参考"手卡指压式星状神经节埋线术"。

（2）迷走神经点埋线参考"推寰循经式迷走神经埋线术"。

（3）其余穴位针刀刃口线与人体纵轴平行，与肌纤维走行平行，术者左手在定点处按压，右手持针，将带有线体的针具抵住皮肤，轻轻加压后快速突破，缓慢进针，经皮下组织刺入外层筋膜，旋转针体，回提针具，将线体留在皮下，出针按压后创可贴贴敷。

6.注意事项　埋线针刀治疗前，患者应签署知情同意书。操作过程应保持无菌操作，埋线针刀操作后创面应保持干燥、清洁、防止感染。若发生晕针应立即停止治疗，按照晕针处理。埋线针刀操作后，拟留置体内的可吸收性外科缝线线头不应露出体外，如果暴露体外，应给予相应处理。埋线针刀操作后应该进行定期随访，并及时处理术后反应。孕妇的小腹部和腰骶部，

以及其他一些慎用针灸的穴位慎用埋线针刀疗法。患者精神紧张、大汗、劳累后或饥饿时慎用埋线针刀疗法。有出血倾向的患者慎用埋线针刀疗法。

六、病案

王某，男，55岁。主诉：全身皮肤起丘疹，伴瘙痒1个月。患者1个月前全身皮肤起丘疹，大如豆粒，小如麻点，形状不一，大小不等，高出皮肤的红色丘疹，伴剧烈瘙痒，搔抓后成团块状，就诊于当地医院。诊断：过敏性荨麻疹。治疗：埋线针刀，取星状神经节、曲池、血海、风门、风市、风市前、内关上、足三里、地机、三阴交，4次治疗后，全身皮肤丘疹消散，无瘙痒，随访半年无复发。

附：银屑病埋线针刀处方

银屑病处方：癣五针+强五针。

第二节 痤 疮

一、概念

寻常痤疮是一种毛囊皮脂腺的慢性炎症性疾病，具有一定的损容性。各年龄段人群均可患病，但青少年发病率较高。多发于15～30岁的青年男女，皮损好发于面颊、额部，其次是胸部、背部及肩部，多为对称性分布，常伴有皮脂溢出。痤疮的各种类型皮损均是由毛囊不同深度的炎症以及其他继发性反应造成的，包括因毛囊皮脂腺导管阻塞所致的粉刺、发生于毛囊口处的表浅脓疱、炎性丘疹、结节、囊肿及瘢痕等。

初发损害为与毛囊一致的圆锥形丘疹，如白头粉刺（闭合性粉刺）及黑头粉刺（开放性粉刺），白头粉刺可挑挤出白黄色豆腐渣样物质，而黑头粉刺系内含脂栓氧化所致；皮损加重后可形成炎症丘疹，顶端可有小脓疱；继续发展可形成大小不等暗红色结节或囊肿，挤压时有波动感，经久不愈可化脓形成脓肿，破溃后常形成窦道和瘢痕。各种损害大小深浅不等，常以一两种损害为主。本病一般无自觉症状，炎症明显时可有疼痛。痤疮病程慢性，时轻时重，部分患者至中年期病情逐渐缓解，但可遗留或多或少的色素沉着、肥厚性或萎缩性瘢痕。

二、病因病机

【西医病因病理】

痤疮是一种多因素引起的疾病，主要与雄激素、皮脂分泌增多，毛囊皮脂腺导管异常角化，痤疮丙酸杆菌增殖及遗传等因素有关。雄性激素分泌增多（尤其是皮肤组织中的双氢睾酮增多）和毛囊口内的痤疮棒状杆菌等微生物的作用是痤疮发病的两个主要因素。人体皮脂腺的发育与皮脂分泌直接受雄性激素的支配，青春期由于雄性激素水平显著提高，刺激皮脂腺，使皮脂分泌功能异常活跃，皮脂大量分泌，皮肤油光发亮，毛囊口亦随之扩大，由于毛囊皮脂腺导管或毛囊口的角化堵塞，过多的皮脂不能及时排出，瘀积在毛囊内形成脂栓，即所谓粉刺。痤疮棒状杆菌所产生的溶脂酶、蛋白分解酶及透明质酸酶可分解皮脂中的三酸甘油脂，成为游离脂肪酸，它能破坏毛囊壁，使毛囊内含物进入和刺激真皮及毛囊周围组织，引起毛囊皮脂腺周围炎症反应，导致一系列痤疮症状。一部分脓疱是由于毛囊虫寄生或白色葡萄球菌的继发感染。部分患者的发生还与免疫、使用化妆品、饮食刺激和内分泌紊乱等因素有关，表现在痤疮的家族性聚集、暴发性痤疮或与月经周期相关的痤疮发作等。

【中医病因病机】

本病属于中医学"肺风粉刺"病的范畴。中医认为痤疮主要是由于先天素体肾之阴阳平衡失调，肾阴不足，相火天癸过旺，加之后天饮食生活失调，肺胃火热上蒸头面，血热瘀滞而成。面鼻及胸背部属肺，本病常由肺经风热阻于肌肤所致；或因过食肥甘、油腻、辛辣食物，脾胃蕴热，湿热内生，熏蒸于面而成；或因青春之体，血气方刚，阳热上升，与风寒相搏，郁阻肌肤所致。痤疮虽生长在皮肤表面，但与脏腑功能失调息息相关。

三、诊断

根据常见于青年、好发于面部及上胸背部红色丘疹、基本损害为毛囊性丘疹、用手指挤压可见米粒样黄白色脂栓排出等典型临床表现。一般不难诊断。

1.痤疮青春期开始发病，一般要延续到30岁左右才能减轻或痊愈。

2.好发生部位：在额面、胸、背等皮脂腺丰富的部位。

3.皮疹初起时为小丘疹，约帽针头大或粟粒大，呈正常肤色，叫白头粉刺，当内容物露出，且顶端变黑后称黑头粉刺，用手挤压有乳白色或米黄色脂样栓塞物排出。在病程中，丘疹可长大、化脓或演变为结节、囊肿和疤痕等。

4.痤疮的发生常合并面部多油、头屑多，且疹痒或伴脱发。

5.痤疮患者一般无自觉症状，炎症明显时可有疼痛，因此患者不难发现自己出现痤疮症状。

四、辨证分型

1.肺经风热　表现为颜面潮红，粉刺焮热、疼痛，或有脓疱。苔薄黄、舌红、脉细数等症状。

2.肠胃湿热　皮疹红肿疼痛，伴有便秘溲赤、纳呆腹胀、苔黄腻、脉滑数等症状。

3.脾失健运　皮疹色红不鲜，反复发作，或结成囊肿，或伴有纳呆、便溏、神疲乏力。苔薄白、脉濡滑等症状。

五、安全操作

1.治疗方案

（1）处方：痘五针。

（2）治疗策略：按疗程应用埋线针刀埋线治疗。

2.体位

（1）仰卧位：双手可置于身体两侧或头侧，身体紧贴治疗床，取舒适体位。

（2）俯卧位：双手可置于身体两侧或头侧，身体紧贴治疗床，取舒适体位。

3.针具选择

（1）针具：4.0cm或8.0cm长8号埋线针刀。

（2）线体：3.0cm长3-0PGA线体。

4.定点与选穴

（1）星状神经节点：第七颈椎横突前结节。

（2）蝶腭神经节点：颧弓下缘，下颌骨乙状切迹内，髁突与冠突之间略下方1~2cm处。

（3）痤疮点：第七颈椎棘突下凹陷处。

（4）肺俞点：第三胸椎棘突下旁开1.5寸。

（5）血海点：在股前区，髌底内侧端上2寸，股内侧肌隆起处。

5.操作技巧　埋线部位按要求用碘伏常规消毒，医者戴口罩帽子和无菌手套。

（1）星状神经节点埋线参考"手卡指压式星状神经节埋线术"。

（2）蝶腭神经节点埋线参考"三点一线式蝶腭神经节神经节埋线术"。

（3）其余穴位针刀刃口线与人体纵轴平行，与肌纤维走行平行，术者左手在定点处按压，右手持针，将带有线体的针具抵住皮肤，轻轻加压后快速突破，缓慢进针，经皮下组织刺入外层筋膜，旋转针体，回提针具，将线体留在皮下，出针按压后创可贴贴敷。

6.注意事项　埋线针刀治疗前，患者应签署知情同意书。操作所用线保证清洁无菌。操作过程应保持无菌操作，埋线针刀操作后创面应保持干燥、清洁、防止感染。注意断针的预防和处理。若发生晕针应立即停止治疗，对症处理。埋线针刀操作后，拟留置体内的线头不应露出体外，如果暴露体外，应给予相应处理。意适应证以及疗程。埋线针刀操作后应该进行定期随访，并及时处理术后反应。孕妇的小腹部和腰骶部，以及其他一些慎用针灸的穴位慎用埋线针刀疗法。患者精神紧张、大汗、劳累后或饥饿时慎用埋线针刀疗法。有出血倾向的患者慎用埋线针刀疗法。

六、病案

王某，男，26岁。主诉：面部及胸背部出现粉刺2年余，加重3天。患者自诉于2年前因饮酒和食辛辣刺激食品后面部及胸背部出现白色粉刺，无不适症状，未予特殊治疗，3天前饮酒后上述症状加重，随来就诊。患者面部可见约1mm大小的肤色丘疹，呈白色，数量较多，无明显毛囊开口。诊断：痤疮。

治疗：予埋线针刀治疗。取星状神经节、肺俞、大肠俞埋线治疗，嘱14天后行二次治疗。二诊时，白色丘疹数量明显减少，颜色接近肤色，取星状神经节埋线，埋线一周后电话回访，患者自诉白色粉刺基本无。

附　黄褐斑埋线针刀处方

黄褐斑处方：褐五针。

第三节　湿　疹

一、概念

湿疹是由多种内、外因素引起的真皮浅层及表皮炎症，临床上急性期皮损以丘疱疹为主，有渗出倾向，慢性期以苔藓样变为主，易反复发作。

根据病程和临床特点可分为急性、亚急性和慢性湿疹，代表了炎症动态演变过程中的不同时期。临床上，湿疹可从任一个阶段开始发病，并向其他阶段演变。

（一）急性湿疹

好发于面、耳、手、足、前臂、小腿等外露部位，严重者可弥漫全身，常对称分布。皮损多形性，常表现为红斑基础上的针头至粟粒大小丘疹、丘疱疹，严重时可出现小水疱，常融合成片，边界不清楚，皮损周边丘疱疹逐渐稀疏，常因搔抓形成点状糜烂面，有明显浆液性渗出。自觉瘙痒剧烈，搔抓、热水洗烫可加重皮损。如继发感染则形成脓疱、脓痂、淋巴结肿大，可出现发热等；如合并单纯疱疹病毒感染，可形成严重的疱疹性湿疹。

（二）亚急性湿疹

因急性湿疹炎症减轻或不适当处理后病程较久发展而来。表现为红肿及渗出减轻，但仍可有丘疹及少量丘疱疹，皮损呈暗红色，可有少许鳞屑及轻度浸润。仍自觉有剧烈瘙痒。再次暴露于过敏原、新的刺激或处理不当可导致急性发作，如经久不愈，则可发展为慢性湿疹。

（三）慢性湿疹

由急性湿疹及亚急性湿疹迁延而来，也可由于刺激轻微、持续而一开始就表现为慢性化。好发于手、足、小腿、肘窝、股部、乳房、外阴、肛门等处，多对称发病。表现为患部皮肤浸润性暗红斑上有丘疹、抓痕及鳞屑，局部皮肤肥厚、表面粗糙，有不同程度的苔藓样变、色素沉着或色素减退。自觉亦有明显瘙痒，常呈阵发性。病情时轻时重，延续数月或更久。

（四）几种特殊类型的湿疹

1.手部湿疹 手部接触外界各种刺激的机会较多，故湿疹发病率高，但一般很难确定确切病因。多数起病缓慢，表现为手部干燥暗红斑，局部浸润肥厚，边缘较清楚，冬季常形成裂隙。除特应性素质外，某些患者发病还可能与职业、情绪等因素有关。

2.乳房湿疹 多见于哺乳期女性。表现为乳头、乳晕、乳房暗红斑，其上有丘疹和丘疱疹，边界不清楚，可伴糜烂、渗出和裂隙，可单侧或对称发病，瘙痒明显，发生裂隙时可出现疼痛。仅发生于乳头者称为乳头湿疹。

3.外阴、阴囊和肛门湿疹 局部瘙痒剧烈，常因过度搔抓、热水烫洗而呈红肿、渗出、糜烂，长期反复发作可慢性化，表现为局部皮肤苔藓样变。

4.钱币状湿疹 好发于四肢。皮损为密集小丘疹和丘疱疹融合成的圆形或类圆形钱币状斑片，边界清楚，直径 1~3cm，急性期红肿、渗出明显，慢性期皮损肥厚、色素增加，表面覆有干燥鳞屑，自觉剧烈瘙痒。

二、病因病机

【西医病因病理】

西医学认为湿疹的病因及发病机制相当复杂，涉及体内、外多种因素，主要是由复杂的内外激发因子引起的一种迟发型变态反应。外源性湿疹与外源性激发因素有关，而遗传性因素的作用则是次要的；内源性湿疹并非由外源性因素或外在环境因素引起，而是由身体内在因素介导，湿疹可由外源性及内源性诱发因引起。目前认为湿疹是原发于真皮的炎症过程，表皮受累仅仅是继发的，不易查出明显外因。一般认为以内因为主，与外因相互作用而发病。

1.致敏因素 可有多种过敏因素，外在因子有各种化学物质、动物皮毛、真菌、花粉、药物、食物，以及寒冷、湿热、搔抓等。内在因子有感染病灶、消化不良、营养障碍、代谢及内分泌失调等。

2.神经精神因素 精神紧张、失眠、过度劳累、忧郁、情绪波动、自主神经功能紊乱，可使湿疹加重。

3.个体素质 与某些遗传因素、全身性疾病引起的机体变化有关，如遗传所致多汗、脂溢、干燥等。

【中医病因病机】

本病属于中医学之中医"湿疮""浸淫疮"范畴。中医学认为，湿疹乃因禀赋不足、风湿热客于肌肤而成；或因脾失健运，或因营血不足，湿热羁留，以致血虚风燥、风湿燥热郁结，肌肤失养所致。

三、诊断

1.急性湿疹 皮损初为多数密集的粟粒大小的丘疹、丘疱疹或小水疱，基底潮红，逐渐融合成片，由于搔抓，丘疹、丘疱疹或水疱顶端抓破后呈明显的点状渗出及小糜烂面，边界不清。如继发感染，炎症更明显，可形成脓疱、脓痂、毛囊炎、疖等。自觉剧烈瘙痒。好发于头面、耳后、四肢远端、阴囊、肛周等，多对称分布。

2.亚急性湿疹 急性湿疹炎症减轻后，皮损以小丘疹、结痂和鳞屑为主，仅见少量丘疱疹及糜烂，仍有剧烈瘙痒。

3.慢性湿疹 常因急性、亚急性湿疹反复发作不愈而转为慢性湿疹；也可开始即为慢性湿疹。表现为患处皮肤增厚、浸润，棕红色或色素沉着，表面粗糙，覆鳞屑，或因抓破而结痂。自觉瘙痒剧烈。常见于小腿、手、足、肘窝、腘窝、外阴、肛门等处。病程不定，易复发，经久不愈。

四、辨证分型

1.风湿蕴肤 皮疹可发生于身体各处，但以面颊、四肢常见，其皮疹为疏松或密集性丘疹，干燥脱皮，状如糠皮。在寒冷、干燥、多风的气候条件下，症状诱发或明显加重。自觉燥痒不适，伴有口干舌燥、咽痒、目赤、大便秘结。舌质红,苔少或苔微干,脉洪、数、浮。

2.湿热蕴结 证见红斑、丘疹、水疱,抓破后糜烂、渗出,伴有便干溲黄。舌质红,苔薄黄,脉滑数。

3.脾胃虚弱 久病不愈,反复发作,自觉瘙痒,时轻时重,皮损干燥,覆有鳞屑,或有丘疹、水疱、糜烂、渗液等,伴面色苍白、神疲乏力、饮食减少、腹胀便溏。舌质淡,苔腻,脉细弱、沉滑。

4.血虚风燥 病程日久,皮损轻度肥厚、浸润、干燥粗糙,伴抓痕、血痂、苔癣样变,瘙痒剧烈。舌质淡红少津,苔少,脉沉弦。

5.气滞血瘀 常见于疾病迁延日久,经脉疏泄失常,气血瘀滞,表现为皮肤增生肥厚,干燥脱屑,周边色素加深,皮色紫黯,瘙痒剧烈,伴平素性情急躁易怒、胸胁胀满。舌质紫黯,苔薄,脉弦而涩。

6.肝肾阴虚 皮疹犯及全身,其中以肘窝、腘窝最为明显;有的是局限性肥厚与轻度糜烂深处交替出现;有的为扁平丘疹,高出表皮,常因剧烈发痒而搔抓,使之皮肤干燥似皮革,纹理加深,肤色暗红。舌质红或微绛,苔少或无苔,脉细数。

五、安全操作

1.治疗方案

(1)处方:疹五针。

(2)治疗策略:轻者"疹五针"埋线针刀埋线治疗,重者在"疹五针"基础上辨证配穴埋线治疗。

2.体位 仰卧位。

3.针具选择

(1)针具:4.0cm或8.0cm长8号埋线针刀。

(2)线体:3.0cm长3-0PGA线体。

4.定点与选穴

(1)星状神经节点:第七颈椎横突前结节。

(2)迷走神经点:乳突尖下方、寰椎横突前缘处。

(3)血海点:在股前区,髌底内侧端上2寸,股内侧肌隆起处。

(4)丰隆点:位于小腿前外侧,外踝尖上8寸,胫骨前缘外二横指(中指）处。内与条口相平，当外膝眼（犊鼻）与外踝尖连线的中点。

（5）风市前点：风市穴前3寸。

5.操作技巧 埋线部位按要求用碘伏常规消毒，医者戴口罩帽子和无菌手套。

（1）星状神经节点埋线参考"手卡指压式星状神经节埋线术"。

（2）迷走神经点埋线参考"推寰循经式迷走神经埋线术"。

（3）其余穴位针刀刃口线与人体纵轴平行，与肌纤维走行平行，术者左手在定点处按压，右手持针，将带有线体的针具抵住皮肤，轻轻加压后快速突破，缓慢进针，经皮下组织刺入外层筋膜，旋转针体，回提针具，将线体留在皮下，出针按压后创可贴贴敷。

6.注意事项 避免各种外界刺激，如热水烫洗，过度搔抓、清洗及接触可能敏感的物质，如皮毛制剂等。少接触化学成分用品，如肥皂、洗衣粉、洗涤精等。避免可能致敏和刺激性食物，如辣椒、浓茶、咖啡、酒类。在专业医师指导下用药，切忌乱用药。

六、病案

托某，女，35岁。主诉：腋窝部皮疹，瘙痒，反复发作4年余。患者于4年前由于居处潮湿，出现全身粟粒大小的丘疹，丘疱疹，瘙痒剧烈，经当地医院诊断为湿疹，给予中药治疗后症状明显好转，唯有腋窝部位每遇阴雨天，潮湿，或者过食辛辣后随即出现红色丘疹，严重时也可见于肘窝，手臂，瘙痒剧烈，反复发作，时好时坏，遂来我科就诊。诊断：慢性湿疹。治疗：埋线针刀治疗，取星状神经节、乳突下点、血海、丰隆、曲池穴治疗3次后症状消失，又巩固治疗2次，随访半年无复发。

第四节 变应性鼻炎

一、概念

变应性鼻炎从临床角度看是特应性个体接触致敏原后由IgE介导的递质释

放、并有多种免疫活性细胞和细胞因子参与的鼻黏膜慢性炎症反应性疾病。

二、病因病机

【西医病因病理】

变应性鼻炎以Ⅰ型变态反应为主要病理，当鼻黏膜接触到抗原（如花粉、霉菌、室尘等）后，经巨噬细胞吞噬处理，将抗原信息传递给免疫活性T、B淋巴细胞，在T淋巴细胞的辅助下，B淋巴细胞分裂增殖，转变为产生抗体的浆细胞，随即产生大量IgE，IgE分子选择性地吸附于肥大细胞的细胞膜上，此时人体便处于致敏状态；当再次接触吸入变应原后，其抗原激惹肥大细胞的酶反应从而改变细胞膜结构，使钙离子从细胞外转移至细胞内，与ATP共同激活肌纤凝蛋白系统，从而排出分泌颗粒。分泌颗粒中的化学介质作用于鼻黏膜，使鼻黏膜的毛细血管扩张，通透性增加，液体外渗，腺体分泌显著增加，嗜酸性粒细胞浸润，鼻黏膜固有层和间质组织显著水肿，从而产生典型的变态反应性鼻炎症状。

【中医病因病机】

本病的发生主要与肺脾肾阳气亏虚，体质特异，卫外不固关系密切，故因风寒异气或花粉等不洁之气侵袭，或因某些饮食物触发，致阵发性鼻痒、喷嚏、清涕长流，且反复发作。亦或因郁热内蕴、阴阳失调、寒热错杂所致。

1.**肺经寒实**　素有哮喘宿疾，脏腑阳气不足，寒邪得以客于肺经，壅滞鼻窍，宣降失调，遂致鼽嚏不止。《中藏经》卷上："肺气通于鼻，和则能知香臭矣。有寒则善咳，实则鼻流清涕。"

2.**肺气亏虚**　先天不足，素体虚弱，产后体虚，病后失养，致肺气亏虚，卫外不固，腠理疏松，营卫失调，风寒异气乘虚侵袭，为鼽为嚏。

3.**脾气亏虚**　后天不足，脾气亏虚，甚则脾阳不足，土不生金，清阳不升，肺失所养，故脾虚则肺气不足，卫表不固，易感外邪侵袭，为鼽为嚏。

4.**肾阳亏虚**　肾阳不足，肺失温煦，卫表不固，易感外邪侵袭；又肾阳不足，命门火衰，或脾肾两虚，不能温化固摄水液，寒水上犯，以致清涕下注为鼽。《医法圆通·鼻流清涕》卷一："肾络通于肺，肾阳衰而阴寒内生，不能收束津液，而清涕亦出。"

5.郁热内蕴 肺胃或膀胱郁热，气化不行，太阳之气痹阻于下，寒水之气侵泛于上而为鼽。《素问·痹论》："胞痹者，少腹膀胱内痛，若沃以汤，涩于小便，上为清涕。"《奇效良方》卷五十九："盖鼻者，足阳明胃经所主，阳明之脉，左右相交，注于鼻孔。又鼻者肺之窍，故肺气通于鼻。其邪热干于二经，发于鼻，而为窒塞鼽嚏之证。"

6.寒热错杂 鼽嚏久病不愈，邪入厥阴，厥阴主阴尽阳生，易致寒热错杂，营卫失调致病。

三、诊断

1.病史 多有过敏性疾病史和家族史，或伴有其他过敏性疾病。

2.症状 突然性阵发鼻痒、喷嚏频作、流大量清涕、鼻塞。发病迅速，发作快，消失也快，消失后则如常人。反复发作，可呈季节性或常年发病。可于接触某种物质、刺激性气体，或受凉风等有温度差时发作。

3.体征 发作时鼻黏膜苍白水肿，鼻内大量清水样分泌物潴留，间歇期鼻黏膜可为苍白、淡紫、暗红或正常。病程长者可并发鼻息肉。

4.实验室检查

（1）过敏原皮试或鼻黏膜、球结膜激发试验阳性。

（2）鼻分泌物涂片检查见较多嗜酸性白细胞。

（3）鼻分泌物及血清IgE升高，IgA、IgG多为降低。

四、辨证分型

1.肺气虚 气短，倦怠，懒言，自汗。舌质淡，苔薄白，脉浮而无力或沉弱。

2.肾气虚 早晚发作明显，腰膝酸软，遗精早泄，形寒怕冷，夜尿多。舌淡苔白，脉沉细。

3.脾气虚 喘急，消瘦，纳呆，腹胀，肢困，便溏。舌淡苔白，脉濡。

4.血瘀 鼻塞明显，鼻黏膜灰白或淡红。舌质暗红，脉弦细。

五、安全操作

1.治疗方案

（1）处方：鼻五针。

（2）治疗策略：症状轻且首次治疗者，可单纯选择鼻五针，用埋线针刀进行穴位埋线即可。若症状较重且二次治疗者，可在鼻五针埋线针刀处方的基础上进一步作其他选穴，进行系统治疗。

2.体位

（1）仰卧位：以星状神经节点为例，在做星状神经节点时，需枕部与背部处于同一水平高度，或取一薄枕垫于双肩下，使头尽量后仰用以充分暴露颈部，利于星状神经节点的操作。

（2）卧位：以肺俞点为例，线体对折常规埋线。

3.针具选择

（1）针具：4.0cm或8.0cm长8号埋线针刀。

（2）线体：3.0cm长3-0PGA线体。

4.定点与选穴

（1）蝶腭神经节点：颧弓下缘、下颌骨乙状切迹内、髁突与冠突之间略下方1~2cm处。

（2）星状神经节点：第七颈椎横突前结节。

（3）印堂点：在人体前额部，当两眉头间连线与前正中线之交点处。仰靠或仰卧位取穴。

（4）迎香点：鼻翼外缘中点旁，当鼻唇沟中。

（5）肺俞点：第三胸椎棘突下旁开1.5寸。

5.操作技巧

（1）蝶腭神经节点埋线参考"三点一线式蝶腭神经节神经节埋线术"。

（2）星状神经节点埋线参考"手卡指压式星状神经节埋线术"。

（3）其余穴位针刀刃口线与人体纵轴平行，与肌纤维走行平行，术者左手在定点处按压，右手持针，将带有线体的针具抵住皮肤，轻轻加压后快速突破，缓慢进针，经皮下组织刺入外层筋膜，旋转针体，回提针具，将线体留在皮下，出针按压后创可贴贴敷。

6.**注意事项**　埋线针刀治疗前，患者应签署知情同意书。操作过程应保持无菌操作，埋线针刀操作后创面应保持干燥、清洁、防止感染。若发生晕针应立即停止治疗，按照晕针处理。埋线针刀操作后，拟留置体内的可吸收性外科缝线线头不应露出体外，如果暴露体外，应给予相应处理。埋线针刀操作后应该进行定期随访，并及时处理术后反应。孕妇的小腹部和腰骶部，以及其他一些慎用针灸的穴位慎用埋线针刀疗法。患者精神紧张、大汗、劳累后或饥饿时慎用埋线针刀疗法。有出血倾向的患者慎用埋线针刀疗法。

六、病案

曹某，女，49岁。患者自诉患过敏性鼻炎多年，不能闻花粉、油漆等异味。治疗：给予埋线针刀疗法，取双侧星状神经节＋蝶腭神经节埋线，治疗后5天，患者自诉于外地赏花，无不适反应。随访2年未复发。

第八章　妇科、男科病证

第一节　围绝经期综合征

一、概念

围绝经期综合征，指妇女在围绝经期由于卵巢功能衰退而引起的下丘脑–垂体–卵巢轴功能障碍，性腺功能减退、性激素水平下降，出现内分泌系统失调、自主神经功能失调、全身器官、组织结构与生理功能失调及退行性改变而引起的一系列躯体及神经心理症状的综合征。绝经可分为自然绝经和人工绝经两种。自然绝经指卵巢内卵泡用尽，或剩余的卵泡对促性腺激素丧失了反应，卵泡不再发育和分泌雌激素，不能刺激子宫内膜生长，导致绝经。人工绝经是指手术切除双侧卵巢或用其他方法停止卵巢功能，如放射治疗和化疗等。判定绝经，主要根据临床表现和激素测定。根据临床表现，本病属于中医学的"脏躁""百合病""经断前后症""绝经前后诸证"的范畴。其病名在古代文献中并无记载，1964年中医妇科专家卓雨农提出"绝经前后诸症"的病名。该病多发于45~55岁妇女，约有90%的绝经前后女性有不同程度的相关症状。

二、病因病机

【西医病因病理】

围绝经期综合征出现的根本的原因是生理性或病理性或手术而引起的卵巢功能衰竭。女性特征和生理功能都与卵巢所分泌的雌激素有密切关系，卵巢功能一旦衰竭或被切除和破坏，卵巢分泌的雌激素就会显著减少。西医学研究发现，女性全身有400多种雌激素受体，这些受体分布在几乎女性全身所有的组织和器官，接受雌激素的控制和支配，一旦体内分泌的雌激素减少，就会引发器官和组织的退行性变化，出现一系列的症状。

【中医病因病机】

本病的发生是妇女在绝经前后，肾气逐渐衰竭，冲任亏虚，精血不足，天癸渐绝，月经将断而至绝经所出现的生理变化，但有些女性由于体质或精神因素以及其他因素的影响，一时不能适应这些生理变化，使阴阳失去平衡，脏腑气血功能失调而出现的一系列脏腑功能紊乱的证候。若情志不畅，肝失疏泄，肝郁气滞，或脾失健运，痰湿内生，或素体肥胖痰多，情志不畅，肝郁气滞，日久而致气滞血瘀，痰瘀互结而为病。若素体阴虚，或房劳多产，由于天癸渐绝，冲任脉虚，精血不足，肾阴亏虚，水不涵木，而致肝肾阴虚，肝阳上亢；或肾阴不足，不能上济心阴，或心火亢盛，不能下交于肾，使心肾阴阳水火失去平衡，形成心肾不交。若素体阳虚，或久病及肾，或房劳过度，损伤肾阳，肾阳不足，不能温煦脾阳，形成脾肾阳虚之证。

三、诊断

1.病史 妇女年龄在45～50岁之间（也可提前或延后），或因手术切除双侧卵巢，或用放射治疗引起人工绝经者。

2.症状

（1）月经紊乱：围绝经期妇女最普遍、最突出的表现。月经经常延迟，甚至几个月才来潮一次，经量也逐渐减少。当雌激素越来越少，已不能引起子宫内膜变化时，月经就停止了，称为绝经。

（2）阵热潮红：围绝经期主要特征之一，部分妇女在围绝经期内由于雌激素的水平下降，血钙水平也有所下降，会有一阵阵地发热、脸红、出汗，伴有头晕、心慌，持续时间为1~2分钟或12~15分钟不等。

（3）心血管及脂代谢障碍：可能会出现冠心病、糖尿病。

（4）神经、精神障碍：有的妇女，血压上下波动较明显，可能有情绪不稳定，易激动，性格变化、记忆力减退、周身不适等。

（5）运动系统退化：出现腰、背四肢疼痛，部分妇女出现肩周炎、颈椎病。

围绝经期综合征最典型的症状是阵热、潮红。多发生于40～60岁，大多数妇女可出现轻重不等的症状，有人在绝经过渡期症状已开始出现，持续到绝经后2～3年，少数人可持续到绝经后5～10年症状才有所减轻或消失。人工绝经者往往在手术后2周即可出现围绝经期综合征，术后2个月达高峰，可持续2年之久。

3.特殊检查

（1）促卵泡生成激素升高。

（2）雌二醇与孕酮水平下降。

（3）促黄体生成素绝经期可无变化，绝经后可升高。

（4）分段诊刮及子宫内膜病理检查：除外子宫内膜肿瘤。

（5）盆腔超声、CT、MRI检查可展示子宫和卵巢全貌以排除妇科器质性疾病。B型超声检查可排除子宫、卵巢肿瘤，了解子宫内膜厚度。

（6）测定骨密度等，了解有无骨质疏松。

四、辨证分型

1.肾阴不足　绝经前后烘热出汗，心烦不安，头晕耳鸣，腰酸膝软，口干便结，月经失调。舌干红，脉细弱。

2.肾虚肝旺　绝经前后烘热出汗，急躁易怒，头痛头晕，腰酸耳鸣，口干咽燥，大便干结，或月经失调。苔黄，舌干红少津，脉细弦。

3.肾虚肝郁　绝经前后月经紊乱，或先或后，或淋漓不净，烘热出汗，抑郁多虑，善于猜疑，经前有时乳胀，腰酸头胀。苔薄，舌红，脉细弦。

4.肾阳衰弱　绝经前后畏寒肢冷，面色苍白，精神萎靡，腰酸膝冷，性欲淡漠，纳少。月经量少，色淡。苔薄，舌淡，脉沉细无力。

5.脾肾阳虚　绝经前后腰酸畏寒，面色㿠白，纳少便溏，面肢肿胀，月经量少色淡。苔薄，脉沉细弱。

6.肾阴阳俱虚　绝经前后腰酸乏力，烘热出汗，继而畏寒肢冷，月经量中等或少，淋漓不净。苔薄，舌尖红，脉沉细弱。

五、安全操作

1.治疗方案

（1）处方：更五针。

（2）治疗策略：轻、重症均需埋线疗法。轻症可单纯埋线治疗，重症需与药物联合治疗。

2.体位

（1）仰卧位：用于操作星状神经节点、迷走神经点埋线。

（2）俯卧位：用于操作肾俞点及次髎点埋线。

3.针具选择

（1）针具：4.0cm或8.0cm长8号埋线针刀。

（2）线体：3.0cm长3-0 PGA线体。

4.定点与选穴

（1）迷走神经点：乳突尖下方，寰椎横突前缘处。

（2）星状神经节点：第七颈椎横突前结节。

（3）次髎点：在骶部，当髂后上棘与后正中线之间，适对第2骶后孔。

（4）内关点：当曲泽与大陵的连线上，腕横纹上2寸，掌长肌腱与桡骨屈肌腱之间。

（5）肾俞点：第二腰椎棘突下旁开1.5寸。

5.操作技巧　埋线部位按要求用碘伏常规消毒，医者戴口罩、帽子和无菌手套。

（1）迷走神经点埋线参考"推寰循经式迷走神经埋线术"。

（2）星状神经节点埋线参考"手卡指压式星状神经节埋线术"。

（3）其余穴位针刀刃口线与人体纵轴平行，与肌纤维走行平行，术者左手在定点处按压，右手持针，将带有线体的针具抵住皮肤，轻轻加压后快速突破，缓慢进针，经皮下组织刺入外层筋膜，旋转针体，回提针具，将线体留在皮下，出针按压后创可贴贴敷。

6.注意事项　埋线针刀治疗前，患者应签署知情同意书。操作过程应严格无菌操作，埋线针刀必须一穴一针。若发生晕针应立即停止治疗，按照晕针处理。埋线针刀操作后应该进行定期随访，并及时处理术后反应。有出血倾向的患者慎用埋线针刀疗法。注意断针的预防和处理。

六、病案

杨某，女，48岁，患者因腰椎间盘突出症就诊，自诉围绝经期综合征病史1年余，治疗给予埋线针刀疗法突五针+更五针。3次治疗后，患者腰腿痛症状基本消失，潮热、多汗、脾气暴躁明显好转。第4次治疗后，患者脾气暴躁，情绪低落，潮热，多汗及夜不能寐等症状消失。

第二节　痛　经

一、概念

痛经为妇科最常见的症状之一，是指行经前后或行经期出现小腹部疼痛、坠胀，伴腰酸或其他不适，严重影响日常生活和工作质量者，多见于青年妇女。可分为原发性和继发性两大类，经过详细妇科临床检查未能发现盆腔器官有明显器质性病变者，称原发性痛经，也称功能性痛经。继发性痛经则指盆腔器质性疾病所引起，有明显病变者，如子宫内膜异位症、盆腔炎、肿瘤等。

主要特点为：①原发性痛经在青春期多见，常在初潮后1~2年内发病；②疼痛多自月经来潮后开始，最早出现在经前12小时，以行经第1日疼痛最剧烈，持续2~3日后缓解，疼痛常呈痉挛性，通常位于下腹部耻骨上，可放射至腰骶部和大腿内侧；③可伴有恶心、呕吐、腹泻、头晕、乏力等症状，严重时面色发白、出冷汗；④妇科检查无异常发现。

二、病因病机

【西医病因病理】

1.原发性痛经

（1）原发性痛经的发生与月经时子宫内膜前列腺素含量增高有关。

（2）子宫颈管狭窄或子宫发育不良，月经外流受阻，造成子宫缺血、缺氧而引起痛经。

（3）子宫平滑肌不协调收缩，造成子宫供血不足，导致厌氧代谢物积贮，刺激疼痛神经元而引起痛经。

（4）精神、神经因素。

2.继发性痛经　往往是由于一些体内脏器病变所致，常见原因如子宫内膜异位症、子宫腺肌病、慢性盆腔炎、子宫畸形等。

【中医病因病机】

本病的主要病机是血瘀或寒凝，以致气血运行不畅。如痛经反复发作，日久不愈，且疼痛剧烈拒按，或按之有包块，且血块较多，血块排出后疼痛暂为缓减者，多由瘀滞所致。由于经期受寒饮冷，坐卧湿地，寒湿伤于下焦，客于胞宫，经血为寒湿所凝，运行不畅而作痛。《诸病源候论》说："妇人月水来腹痛者由劳伤气血，以至体虚，受风冷之气，容于胞络，损冲任之脉……其经血虚受风冷，风冷与血气相出，故令痛也。"或肝郁气滞，血行受阻，冲任运行不畅，经血滞于胞宫，不通则痛；或禀赋虚弱，肝肾不足，孕育过多，精血亏损，行经之后血海空虚，胞脉失于滋养，故经后作痛。

三、诊断

根据月经期下腹坠痛，妇科检查无阳性体征，临床即可诊断。继发性痛经常在初潮后数年方出现症状，多有妇科器质性疾病史或宫内节育器放置史，妇科检查有异常发现，必要时可行腹腔镜检查加以鉴别。

1.经期或行经前后小腹疼痛，痛及腰骶，甚则昏厥，呈周期性发作。

2.好发于青年未婚女子。

3.排除盆腔炎器质性疾病所致腹痛。根据月经期下腹坠痛，妇科检查无阳性体征，临床即可诊断。

四、辨证分型

1.**寒凝血瘀**　经前或经期小腹冷痛、得热痛减；形寒肢冷，月经量少或错后，经色紫暗夹有血块；经行呕恶；经行大便溏泄；带下量多，色白。舌质紫暗，或有瘀斑，瘀点，或舌底络脉迂曲，苔白，脉弦、涩或沉紧。

2.**湿热瘀阻**　经前或经期小腹胀痛或灼痛，经色暗红或酱红，质稠或夹黏液。月经量多或经期延长；带下量多，色黄质稠。大便溏而不爽或干结，小便色黄或短赤。舌质红或暗红，苔黄腻；脉弦数或弦滑。

3.**肾虚血瘀**　经行小腹坠痛，经色淡暗或夹块；月经量少或错后，腰膝酸软，头晕耳鸣，夜尿频多，性欲减退。舌质淡暗，或有瘀斑，瘀点，苔薄白；脉沉细或沉涩。

4.**气滞血瘀**　经前或经期小腹胀痛或刺痛，月经先后不定期，经量或多或少。经色暗红有块，或经行不畅，经前或经期乳房胀痛，情志抑郁或烦躁易怒，肛门坠胀。舌质暗红，或有瘀斑，苔薄白或薄黄；脉弦或弦涩。

五、安全操作

1.治疗方案

（1）处方：经五针。

（2）治疗策略：轻症且首次治疗，可经五针埋线治疗；症状较重者，可于埋线后给予口服田七痛经胶囊、药物铺灸等。

2.体位　卧位。

3.针具选择

（1）针具：8.0cm长8号埋线针刀。

（2）线体：3.0cm长3-0 PGA线体。

4.定点与选穴

（1）星状神经节点：第七颈椎横突前结节。

（2）迷走神经点：乳突尖下方、寰椎横突前缘处。

（3）次髎点：在髂后上棘与后正中线之间，适对第二骶后孔。

（4）十七椎下点：在腰部，当后正中线上，第五腰椎棘突下，俯卧取之。

（4）三阴交点：在小腿内侧，当足内踝尖上3寸，胫骨内侧缘后方。

5.操作技巧　埋线部位按要求用碘伏常规消毒，医者戴口罩帽子和无菌手套。

（1）星状神经节点埋线参考"手卡指压式星状神经节埋线术"。

（2）迷走神经点埋线参考"推寰循经式迷走神经埋线术"。

（3）其余穴位针刀刃口线与人体纵轴平行，与肌纤维走行平行，术者左手在定点处按压，右手持针，将带有线体的针具抵住皮肤，轻轻加压后快速突破，缓慢进针，经皮下组织刺入外层筋膜，旋转针体，回提针具，将线体留在皮下，出针按压后创可贴贴敷。

6.注意事项　操作过程应保持无菌操作，埋线针刀操作后创面应保持干燥、清洁、防止感染。交感神经为自主神经，没有疼痛及异感，在星状神经节点埋线进针过程中，不要问病人有没有什么感觉，病人说话会造成环状软骨运动而影响操作。注意晕针、断针的预防和处理。埋线针刀操作后应该进

行定期随访，并及时处理术后反应。患者精神紧张、大汗、劳累后或饥饿时慎用埋线针刀疗法，有出血倾向、凝血机制障碍或有心、脑、肾脏衰竭者的患者慎用埋线针刀疗法。应避免伤及内脏、脊髓、大血管和神经干，不应埋入关节腔内，不应在皮肤局部有皮肤病、有炎症或溃疡、破损处埋线。

六、病案

陈某，女，35岁。主诉：经期紊乱伴腹痛4年余。近4年来患者每次经期无规律伴腹痛，有血块，情绪低落，精神差，面色灰暗，心烦易怒，乏力纳差，口干欲饮，四肢冰凉，舌质紫暗有瘀斑，苔黄腻，脉沉涩。多处求治未果。诊断：痛经。治疗：给予埋线针刀疗法，取星状神经节、心俞、肝俞、脾俞、血海、足三里、三阴交等，治疗3次后，月经经期、周期规律，行经无腹痛，随访半年无复发。

第三节　勃起功能障碍

一、概念

勃起功能障碍又称阳痿，是指在有性欲要求时，阴茎不能勃起或勃起不坚，或者虽然有勃起且有一定程度的硬度，但不能保持性交的足够时间，因而妨碍性交或不能完成性交。阳痿分先天性和病理性两种，前者不多见，不易治愈；后者多见，而且治愈率高。勃起功能障碍是成年男子的常见多发病。据统计40~70岁男子中有52%患有不同程度的勃起功能障碍。勃起功能障碍患者虽然很多，但寻求医生诊治的仍不到10%。阳痿虽不危及生命，但影响男子身心健康，并影响夫妻感情和家庭和睦。

二、病因病机

【西医病因病理】

由于现代人的工作压力，使精神高度紧张，致使大脑皮质对性兴奋的抑制作用加强，或神经系统经常处于高度兴奋状态，脊髓勃起中枢兴奋性减退，在一般刺激下，阴茎动脉血管不能扩张而致病。

【中医病因病机】

勃起功能障碍属中医学"阳痿"范畴。其病因比较复杂，但以房劳太过，频繁手淫为多见。病位在肾，并与脾、胃、肝关系密切。病机主要有下述5种，并最终导致宗筋失养而弛纵，发为阳痿。五者中以命门火衰较为多见，而湿热下注较少，所以《景岳全书·阳痿》说："火衰者十居七八，而火盛者仅有之耳。"

1. 命门火衰　房劳太过，或少年误犯手淫，或早婚，以致精气亏虚，命门火衰，发为阳痿，正如《景岳全书·阳痿》所说："凡男子阳痿不起，多由命门火衰，精气虚冷。"

2. 心脾受损　胃为水谷之海，气血之源。若忧愁思虑不解，饮食不调，损伤心脾，病及阳明冲脉，以致气血两虚，宗筋失养，而成阳痿。《景岳全书·阳痿》说："凡思虑焦劳忧郁太过者，多致阳痿。盖阴阳总宗筋之会，若以忧思太过，抑损心脾，则病及阳明冲脉，气血亏而阳道斯不振矣。"

3. 恐惧伤肾　大惊卒恐，惊则气乱，恐则伤肾，恐则气下，渐至阳道不振，举而不坚，导致阳痿。《景岳全书·阳痿》说："忽有惊恐，则阳道立痿，亦其验也。"

4. 肝郁不舒　肝主筋，阴器为宗筋之汇。若情志不遂，忧思郁怒，肝失疏泄条达，不能疏通血气而畅达前阴，则宗筋所聚无能，如《杂病源流犀烛·前阴后阴病源流》说："又有失志之人，抑郁伤肝，肝木不能疏达，亦致阴痿不起。"

5. 湿热下注　过食肥甘，伤脾碍胃，生湿蕴热，湿热下注，热则宗筋弛纵，阳事不兴，可导致阳痿，经所谓壮火食气是也。《明医杂著·男子阴痿》按语中谓："阴茎属肝之经络。盖肝者木也，如木得湛露则森立，遇酷热则萎悴。"

阳痿的辨证应注意两点。①辨别有火无火：阳痿而兼见面色苍白，畏寒肢冷，阴囊阴茎冷缩，或局部冷湿，精液清稀冰冷，舌淡，苔薄白，脉沉细者，为无火；阳痿而兼见烦躁易怒，口苦咽干，小便黄赤，舌质红，苔黄腻，脉濡数或弦数者，为有火。其中以脉象和舌苔为辨证的主要依据。②分清脏腑虚实：由于恣情纵欲，思虑忧郁，惊恐所伤者，多为脾肾亏虚，命门火衰，属脏腑虚证；由于肝郁化火，湿热下注，而致宗筋弛纵者，属脏腑实证。

阳痿的治疗主要从病因病机入手，属虚者宜补，属实者宜泻，有火者宜清，无火者宜温。命门火衰者，真阳既虚，真阴多损，应温肾壮阳，滋肾填精，忌纯用刚热燥涩之剂，宜选用血肉有情之品；心脾受损者，补益心脾；恐惧伤肾者，益肾宁神；肝郁不舒者，疏肝解郁；湿热下注者，苦寒坚阴，清热利湿，即《素问·脏气法时论篇》"肾欲坚，急食苦以坚之"的原则。

三、诊断

1.男性在性生活时，阴茎不能勃起。

2.阴茎虽能勃起却勃起不坚或坚而不久，不能完成一次完整的性生活。

3.阴茎可勃起但无力，无法插入阴道进行性生活。

4.在男性性交时，阴茎未插入阴道之前或插入即失去控制射精能力，或射精时女性无法达到性高潮。

四、辨证分型

1.**命门火衰**　阳事不举，精薄清冷，阴囊阴茎冰凉冷缩，或局部冷湿，腰酸膝软，头晕耳鸣，畏寒肢冷，精神萎靡，面色㿠白。舌淡，苔薄白，脉沉细，右尺尤甚。

2.**心脾受损**　阳事不举，精神不振，夜寐不安，健忘，胃纳不佳，面色少华。舌淡，苔薄白，脉细。

3.**恐惧伤肾**　阳痿不举，或举而不坚，胆怯多疑，心悸易惊，夜寐不安，易醒。苔薄白，脉弦细。

4.**肝郁不舒**　阳痿不举，情绪抑郁或烦躁易怒，胸脘不适，胁肋胀闷，食少便溏。苔薄，脉弦。有情志所伤病史。

5.**湿热下注**　阴茎痿软，阴囊湿痒臊臭，下肢酸困，小便黄赤。苔黄腻，脉濡数。

若症见梦中阳举，举则遗精，寐则盗汗，五心烦热，腰酸膝软，舌红，少苔，脉细数，为肝肾阴伤，虚火妄动，治宜滋阴降火，方用知柏地黄丸合大补阴丸加减。

五、安全操作

1.治疗方案

（1）处方：性五针。

（2）治疗策略：根据患者的病症，在性五针的基础上进行穴位的加减变化，用埋线针刀进行穴位埋线治疗即可。

2.体位

（1）仰卧位，用于操作星状神经节点、迷走神经点及体表前埋线。

（2）俯卧位，用于操作体表后埋线。

3.针具选择

（1）针具：4.0cm或8.0cm长8号埋线针刀。

（2）线体：3.0cm长3-0PGA线体。

4.定点与选穴

（1）迷走神经点：乳突尖下方、寰椎横突前缘处

（2）星状神经节点：第六颈椎横突前结节略下方处

（3）次髎点：在髂后上棘与后正中线之间，适对第二骶后孔。

（4）举阳点：秩边与环跳连线中点（约当梨状肌下口处）。

（5）阳痿点：肾俞上2.5寸，后正中线旁开1寸。

5.操作技巧

埋线部位按要求用碘伏常规消毒，医者戴口罩帽子和无菌手套。

（1）迷走神经点埋线参考"推寰循经式迷走神经埋线术"。

（2）星状神经节点埋线参考"手卡指压式星状神经节埋线术"。

（3）其余穴位针刀刃口线与人体纵轴平行，与肌纤维走行平行，术者左手在定点处按压，右手持针，将带有线体的针具抵住皮肤，轻轻加压后快速突破，缓慢进针，经皮下组织刺入外层筋膜，旋转针体，回提针具，将线体留在皮下，出针按压后创可贴贴敷。

6.注意事项

埋线针刀治疗前，患者应签署知情同意书。操作过程应保持无菌操作，埋线针刀操作后创面应保持干燥、清洁，防止感染。若发生晕针应立即停止治疗，按照晕针处理。埋线针刀操作后，拟留置体内的可吸收性外科缝线线头不应露出体外，如果暴露体外，应给予相应处理。埋线针刀

操作后应该进行定期随访，并及时处理术后反应。患者精神紧张、大汗、劳累后或饥饿时慎用埋线针刀疗法。有出血倾向的患者慎用埋线针刀疗法。

六、病案

豆某，男，23岁。主诉：阳痿3个月。患者自诉于3个月前结婚，与妻子为琐事发生口角后，即感性生活无法完成，伴心悸，脾气暴躁，患者未予重视。1个月前腰酸，易出汗，乏力，阴茎勉强勃起，但持续时间仅有1~2分钟，勉强能插入阴道或无法插入阴道，没有晨勃。求医于个体诊所，服用"壮腰健肾丸""参茸固精片"男宝"等，上述症状未见明显缓解，遂就诊于我院。诊断：勃起功能障碍。治疗：给予埋线针刀疗法性五针治疗3次后，治疗后性生活满意，时间达5~10分钟。

附　前列腺疾病埋线针刀处方

前列腺疾病处方：列五针。

参考文献

［1］何保仪.中国针灸［M］.郑州：河南人民出版社，1975.

［2］杨庆云.针灸治疗百病荟萃［M］.成都：四川科技出版社，1989.

［3］温木生.实用穴位埋线疗法［M］.北京：中国医药科技出版社，1991.

［4］于庆文.中国针灸配穴疗法［M］.贵阳：贵州科技出版社，1995.

［5］张仁.最新针灸治疗［M］.上海：文汇出版社，1998.

［6］李道生.新编针灸治疗学［M］.北京：人民卫生出版社，1998.

［7］柳百智.针刀医学临床问题诊治［M］.北京：人民卫生出版社，2015.

［8］陈德成.中国针灸独穴疗法［M］.长春：吉林科技出版社，2000.

［9］崔瑾，杨孝芳.穴位埋线疗法［M］.北京：中国中医药出版社，2002.

［10］陆健.埋线针疗学［M］.长春：吉林科技出版社，2004.

［11］王庆文.中国针灸配穴疗法［M］.贵阳：贵州科技出版社，1995.

［12］高忻洙.实用针灸学词典［M］.南京：江苏科技出版社，1996.

［13］胡有谷.腰椎间盘突出症［M］.北京：人民卫生出版社，1999.

［14］马立昌.微创穴位埋线实用技术［M］.北京：中国医药科技出版社，2011.

［15］庞继光.针刀医学基础与临床［M］.深圳：海天出版社，2006.

［16］杨才德，雒成林.穴位埋线疗法［M］.北京：中国中医药出版社，2015,9.

［17］杨才德.星状神经节埋线治百病［M］.北京：中国中医药出版社，2017,9.

［18］杨才德，高敬辉，刘文韬，等.埋线针刀治疗学［M］.北京：中国中医药出版社，2018,6.

［19］杨才德.埋线针刀技术操作规范［M］.北京：中国中医药出版社，2018,6.

［20］杨才德.埋线针刀百问百答［M］.北京：中医古籍出版社，2016,9.

［21］杨才德.中医确有专长考试指导用书——穴位埋线（长效针灸）优势病种专家共识［M］.北京：中国中医药出版社，2020,5.

［22］杨才德.中国中医药研究促进会团体标准：埋线针刀技术操作规范［M］.北京：中国标准出版社，2020,5.